U0005037

人生動力療法

解除悲傷、憤怒、愚愛及恐懼枷鎖，
領悟靈魂及生命的15則課題

黃鼎殷
黃麗觀
———
著

HEART EMPOWERMENT THERAPY
15 THEMES IN LIFE

黃鼎殷醫師：

以我的全心與愛獻予各位，人生動力療法就是我將帶給各位

與這個地球上的人們一份深心的禮物

心療法

人生動力所追求的核心工作是找出隱含的致病模式，並放棄舊有的執著與設定。「心療法」不是理論，而是實際的生活方式。

我們對於生命的意義和目的都有過疑問，也都懷疑過如何活出最精彩的生活。透過靈性的練習以尋求內心平靜、治療、啟發以及生命的智慧，現在已到達了一個新境界。黃鼎殷醫師將要示範給你看的「心療法」會告訴你如何為自己、為你個人獨一無二的生活中最真實的一面，回答這些人生的核心問題。

認識黃鼎殷醫師是難得的恩典，你永遠不會忘記他。當他的工作坊開課時，用「精彩絕倫」都不足以形容他的演講和課程。他的工作坊比較像是一場盛會，從來不會重覆、永遠帶來新穎和鼓舞人心的觀點，他不僅帶來創新的理念和絕佳的理論，更創造一種氛圍讓這些理念和理論能夠深植感化人心。他能夠邀請聽眾成為他自身經驗的一部份，並與他們一同進入「合一」的境界。

他信手拈來的幽默、他的熱情以及對生命和眾生的熱愛，

使他能夠敲開許多原本封閉的心扉，藉由進入他聽眾的心和腦，他們有了新的體驗，許多學生都描述過他們因此而有短暫的「開悟」的經驗。他對於人性中的佛性深信不疑，促使他研究、實驗，並發展更新、更有用的工具和方法。與其他人不同的是，黃鼎殷醫師有能力將隱含在某些失能的模式和疾病中的核心問題，使之平復，並使身心的功能再度協調一致。

人生動力所追求的核心工作是找出隱含的致病模式，並放棄舊有的執著與設定。人生動力透過其獨特而高度有效的方式，結合古代禪宗的智慧和佛教真理，以及黃鼎殷醫師自身的生命經歷，將會刺激你的個人成長和發展，幫助你更瞭解人類生命的精神及本質。它會讓你對你的人際關係有新的體會，讓你能夠活在愛、喜悅和合一的生活中。

人生動力所有的技巧都很簡單且實際，應用在治療或解決你現在面對的問題，有人會在一次或數次工作坊後就立即收到很大的效果，有些人可能是在幾天或幾週後。一旦你瞭解、接受並且體驗這樣的內在動力，學到了經驗教訓，就能夠繼續自我的淨化思想、潔淨身心的工作。

人生動力不僅僅是各種工具新的結合方式而已，它能夠帶領人進入和諧、健康、富裕以及真實生活的大門！人生動力不

是某人解釋給你、告訴你應該如何做或如何生活，而是讓你能夠深入瞭解自己，以一個新的豐富方式直接體驗你的生活、人際關係和宏觀世界。讓自己敞開心胸是令人興奮又深刻的事，你可能會大笑、流淚，但無論如何，你終會深深地欣賞自己和其他人，並對於生命有更新、更豐富、更有啟發性的觀點。

　　總結來說，我想要告訴讀者諸君的是黃鼎殷醫師的「心療法」不是理論，而是實際的生活方式，將他的方法付諸實行，你就會看到它在你身上的效用。但是，如果你不嘗試，就永遠不會瞭解。

　　希望這本書能夠帶領你進入「愛」這個無遠弗屆的力量、宇宙最高的頻率，如此一來你就能夠利用愛的動能改變自我和世界。此書以及每個篇章的智慧將會陪伴著你，並一路激勵著你，希望這本書能夠達到它真正應得的成功及認可。

比利時司瓦哈自然療法中心主持人
Swargahealing, Belgium

麗芙 · 赫丹惠斯
Lieve Haudenhuyse

在彩虹的另一端
發現自己的人生

把這本書當作人生方向指引的一封邀請函,希望你們可以在旅途上跟隨自己的彩虹翱翔天際,用心去感覺這些豐富色彩背後的本質,並在彩虹的另一端發現自己人生中的寶藏。

　　當我受邀為黃鼎殷醫師與他的人生動力一書寫序時,在我心中想起的第一個畫面是「彩虹」。之所以覺得他像一道彩虹,是因為他那有趣生動、不可預知,又有點頑皮的個性;之所以覺得他像一道彩虹,是因為他融貫了現代西方醫學對抗療法與古老東方能量醫學,呈現出一種來自奧秘的廣闊無涯。

　　這道彩虹不僅連結著天與地,更為我們這些治療師所曾工作的許多學派與療法之間的隔閡,架起了溝通的橋樑,讓我們能以更擴大的層面,進入生活中我們得面對來自心理上、情緒上及生理上的種種問題。這道彩虹帶著一種臨場的直覺力,藉由有效的人生動力課程,使我們更為容易深入的瞭解人生百態以及靈性支配的法則。

　　如同所有的彩虹,這道彩虹憑藉著陽光與雨水的緊密結

合、對人生的疑問與好奇，以及在融合痛苦與悲傷的淚水之中，衍生出黃鼎殷醫師他的天職與熱情。一旦理解這些來自世間的試煉與苦難並不是絆腳石而是跳板時，就可瞭解這道彩虹完美排列的色彩，是出自於對心的憐憫與慈悲。把這本書當作人生方向指引的一封邀請函，希望你們可以在旅途上跟隨自己的彩虹翱翔天際，用心去感覺這些豐富色彩背後的本質，並在彩虹的另一端發現自己人生中的寶藏。信任這整個存在，並帶著一顆真誠的心，來享受你的旅程，你將會因為這本書所帶給你的新發現而感到非常的驚喜！

荷蘭希爾弗瑟姆神經回饋中心主持人
Director, Neurotherapy Center Hilversum (NCH), Netherlands

胡夏‧羅司曼
Guusje Roozemond

緣結人生動力療法

多年前《魅麗》有意把屬於中國人的心靈智慧帶到雜誌內容中，在網路搜尋資料時發現居然有個帥哥醫生在講《老子》，這立刻就吸引了我們的注意，後續追蹤了這位黃鼎殷醫師好一陣子，愈發覺得黃醫師的理念，這就是《魅麗》想要傳達的精神。

2013 年《魅麗》第一次採訪了黃鼎殷醫師，果然！黃醫師非普通人也！高中時就對古老智慧有興趣，念台大醫學系時卻想轉中文系，拿到醫師資格卻去做不用藥的自然療法。採訪時，時而泰然自若引經據典，時而生動逗趣地以物譬喻，不需準備，沒有手稿，我懷疑是他的腦容量記憶體超強？還是他隨時可以上雲端去抓資料？

總之，第一次接觸後，我們就對黃醫師五體投地了，他好像寶藏一樣，隨時可供我們領取，無論是在身體、心靈、情緒、能量、療癒、宗教、玄學上的議題，黃醫師總能提出完整論述和獨特的觀點，而且隨問隨答。因此，《魅麗》如獲至寶地邀請黃醫師在雜誌開闢固定單元，從「身體想說的話」、

「動力人生」到「內在小孩」一系列，如果不是《魅麗》紙本停刊，我相信黃醫師的單元還會天長地久地下去。

這些年來，黃醫師儘管忙得分身乏術，我們的單元採訪從未間斷，每月一次的見面，於我們而言是令人期待的一堂私塾課，打開我們的天線、拉高我們的維度，卻也讓我們老老實實地回歸最基本的做人道理，尤其是與父母親天地人的關係。

我受惠於黃醫師的教導很多，有段時間每天起床後第一件事情就觀想父母，向爸爸媽媽深深一鞠躬，感謝他們生養之恩。那時心中會浮起很多情緒，真實看見父母辛苦付出的人生，打從靈魂深處發出對他們最大的敬意與感恩。月後的某一天，我知道不需要再做這個儀式了，缺憾已被弭平。我與過世多年的父母親關係已圓滿了。

藉著這本書問世，為其寫序的機會，我想表達對黃醫師的謝意，不論是對《魅麗》或我個人而言，都深感榮幸，曾經有過這樣的緣分！本書是《魅麗》專欄的集結，提醒一下讀者，雜誌解讀人生動力療法是以非常淺顯案例的方式入門，並且受限於篇幅字數。要完整的了解這套系統，建議大家詳閱本書

《人生動力療法》，我們在人生十五大課題中創傷比例不同，若你產生共鳴，沒問題，黃醫師總有解法喔！

《魅麗》雜誌　社長

徐瑞娟

人生動力就是
來自人天的禮物

身心靈是一個密不可分的整體,想療癒身體的病痛,想過有
意義的生活,最終都是要回到人的自我完成與整合。

　　我的五大療法企圖心很大,我想要帶出來的,其實是一種
文化醫學,也就是在自我精神的淬鍊後,將德性的品質應用在
生活中,並且擴及到服務社會的實踐。這和儒家自古就有的修
身、齊家、治國、平天下概念其實是一樣的。

　　醫療對我來說,不只是為了治好身體表現出來的病痛,最
終的目的,是為了要幫助大家成為一個更完整的人。

　　「人生動力療法」是我畢生的心血,十八年的投入,以東
方人之姿,在歐洲(荷、法、西、德、比),亞洲(澳門、香
港、深圳、馬來西亞、新加坡)遍地開花,人們的病、苦、劫
難得以透過解除設定;療癒創傷的過程重拾人生的動力,前去
開創圓滿豐富的人生,獲得健康、富足與幸福的人生三寶。

多年前我將工作轉入俄羅斯幹細胞療法的經營，以補足我五大療法中再生醫學的部份。「人生動力療法」這張大旗，敝人非常放心地交給跟我學習了九年的學生黃麗觀導師——人生動力師總督導，其無縫接上我的任務與使命，繼續利益人群，掌承人生動力利人利己、自助助人的工作。

　　這本書為《人生動力療法：改變命運的心靈手術》之改版書，詳細介紹「人生動力療法」之架構、理論、實務說明與見證，還有我歸納人生經歷的十五大課題，及相關「法句」有極其詳盡的論述說明。

　　現在憂鬱症的人越來越多，其病症也有心靈的黑死病之稱，但是在我的治療上也沒那麼困難，療效也可以非常的好。您若說「我的情緒問題沒有嚴重到憂鬱症」，如「我常常擔心、情緒不好」；「常常生氣」、「婆媳關係不好」、「夫妻關係不好」，「不知道如何教養小孩」，或是「事業始終無法進步推展」……這些心理層次上的問題都可以透過「人生動力療法」解除設定。

人間多災多難，每個人多少都一生傷痕、一生負重，所以都需要好好透過「人生動力療法」解除自己與他人的病苦劫難，獲得平安跟幸福。

　　我常覺得：活著真好！人生動力就是可以帶給你這樣一份長久穩定的存在狀態的、來自人天的禮物！

人生動力療法創始人
黃鼎殷

眞誠感動著我正在從事的工作：人生動力療法

「人生動力療法」為黃鼎殷醫師於二〇〇四年所創，至今開枝散葉，累積國內、外數萬個個案創傷「設定」的解除；且歷年以「宇宙願力」自助助人的精神培訓國內、外「人生動力引導師」也成果斐然。

人生動力有團體排列（一日能量圈、二日密集班），還有一對一的個人動力療癒。個案在能量場自「十五大課題」（見本書第 82 頁）切入仍找不到問題根源的話，就進入累世去找，真相大白以後，和解，送光，這過程有時驚心動魄晦澀陰暗；有時處處光亮溫暖，示現個案潛藏的「設定」，情緒得以釋放，其內心深處會有一種超越理解的感受：有些東西「空」掉了，心頭「鬆」開了，那是一種深刻的「知道」，知道自己不一樣了。內在有了不一樣，外在就會改變。

學員常問我：「人生動力排列引導的形式與一般星座家族排列有何不同？」，「人生動力引導師」會以個案現在；或過去內在經歷的「事件」為探索真相的根基，著重在引導個案去

發現「愛」；與經驗個人深層的「內在」；並發掘「真相」；進而達到與自己內、外在「和解」的產生，讓生命取得連結；獲得轉化；並重拾信心契機，而非將權威式指令；或操作技巧加諸於個案。

本書為《人生動力療法：改變命運的心靈手術》書之改版，內容除了相關理論與實務之外，還有找尋根源設定的「人生十五大課題」及可用來「自助」解壓的因應技巧。

人生動力療法能解除心靈情緒的毒素，若您正處於痛苦、不幸、疾病與憂鬱情緒困擾，請勇敢接受人生動力適當處遇而協助您脫離困境；祝福走過生命幽谷的那個自己能持續自我調適預防復發而愉快生活。我們也信任，您的幸福便在給自己更多的愛與觸動的交會處。

真誠愛自己生命是答案。

人生動力師總督導

黃麗觀

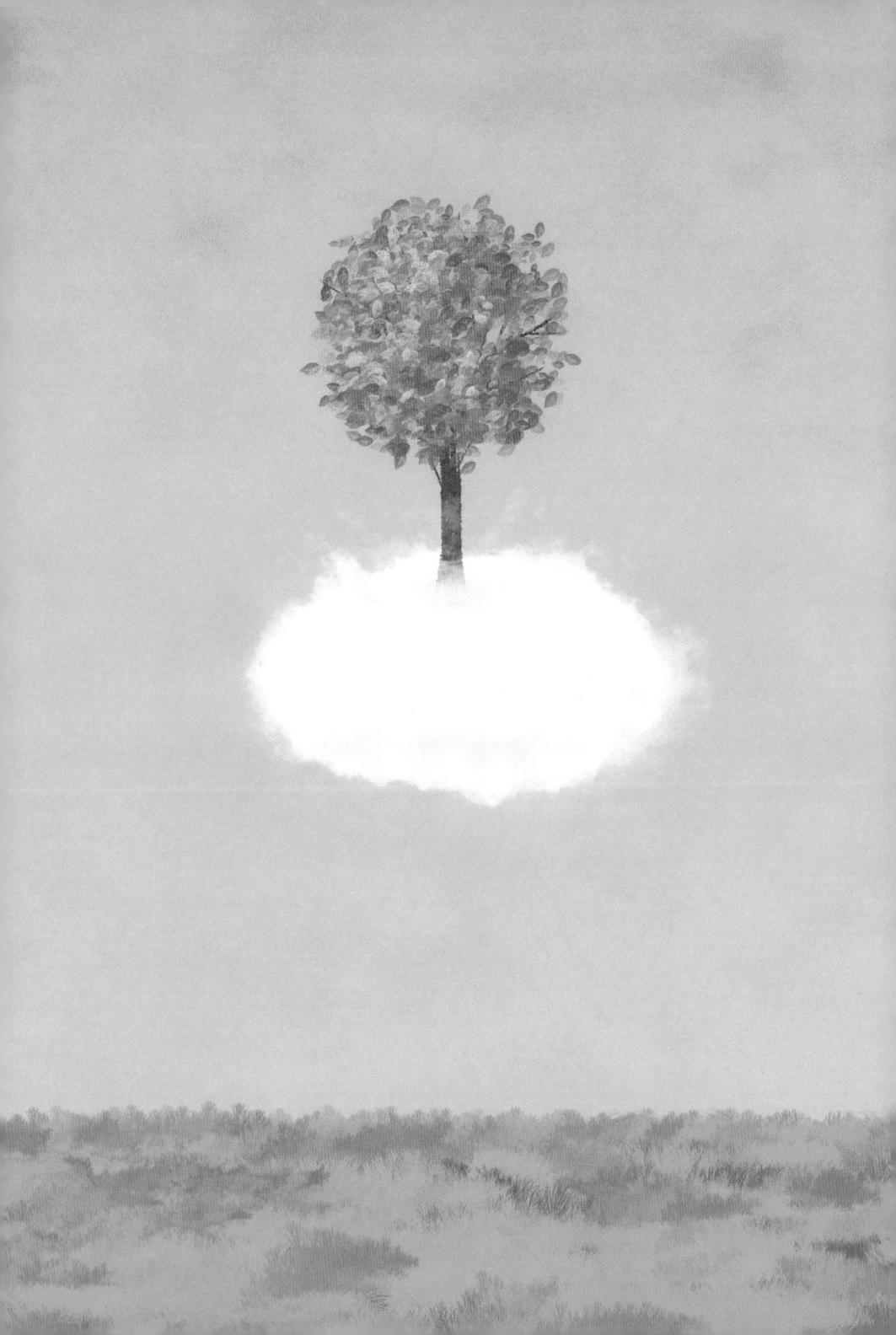

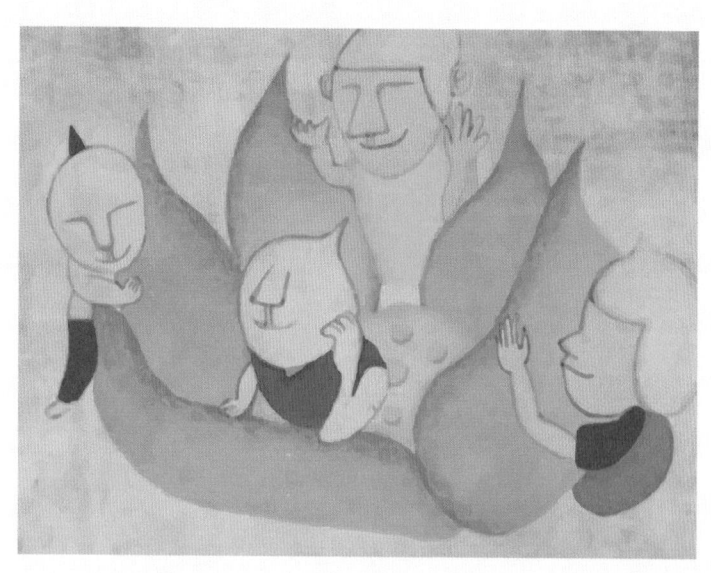

古佛的傳說

你我皆爲古佛

生命繪本

黃鼎殷◎著　　陳麗維◎繪

中華樂禧學會發行

工作人員／曹秋萍、賴靜瑩、梁珮君

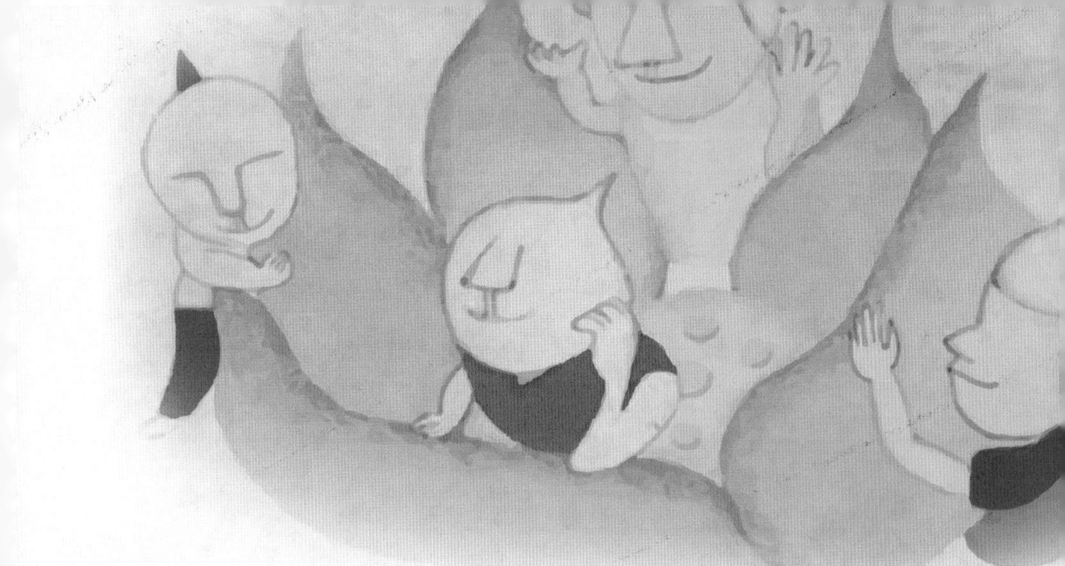

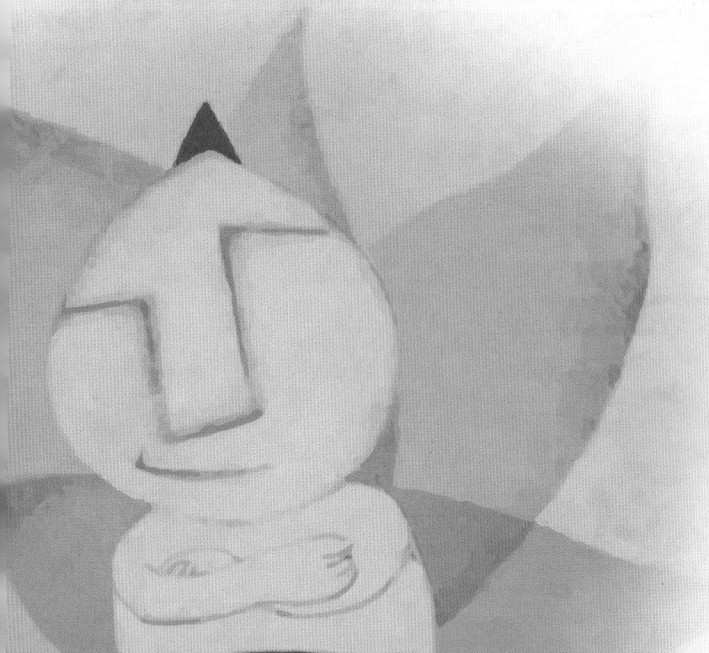

所有的古佛正在開會，
他們既是「一個個」的古佛，
也是合而為一的古佛「們」。

其中一個古佛說：

一切太寂靜了。
如何使祂動起來呢？

另一個古佛說：
何不設計一個相對於我們無邊寂靜、
廣大無垠的心靈、萬事成就的大能的狀況？
——就是一個沒有內在寂靜、
心量狹小、能力很小，很侷限的空間？

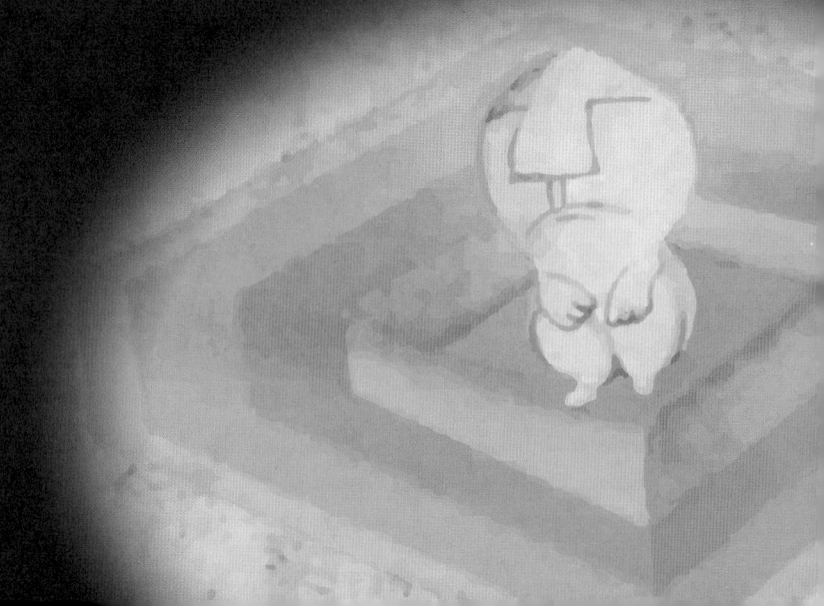

此時，所有古佛們皆很興奮。
因為無始的時間過去了，
終於有點事做，有遊戲玩了。

此決定一下，
這個沒有內在寂靜、
心量狹小、能力很小，
很侷限的空間就剎時形成了。

另一個古佛說：進入這個空間前，
我們要將這些無邊的寂靜、
無邊的心量與萬事成就的大能放在哪裡？

此時，有一位古佛自那沒有內在寂靜、
心量狹小、能力很小、很侷限的空間升起，
呈青面獠牙之恐怖、忿怒等相，

名叫：

恐懼古佛

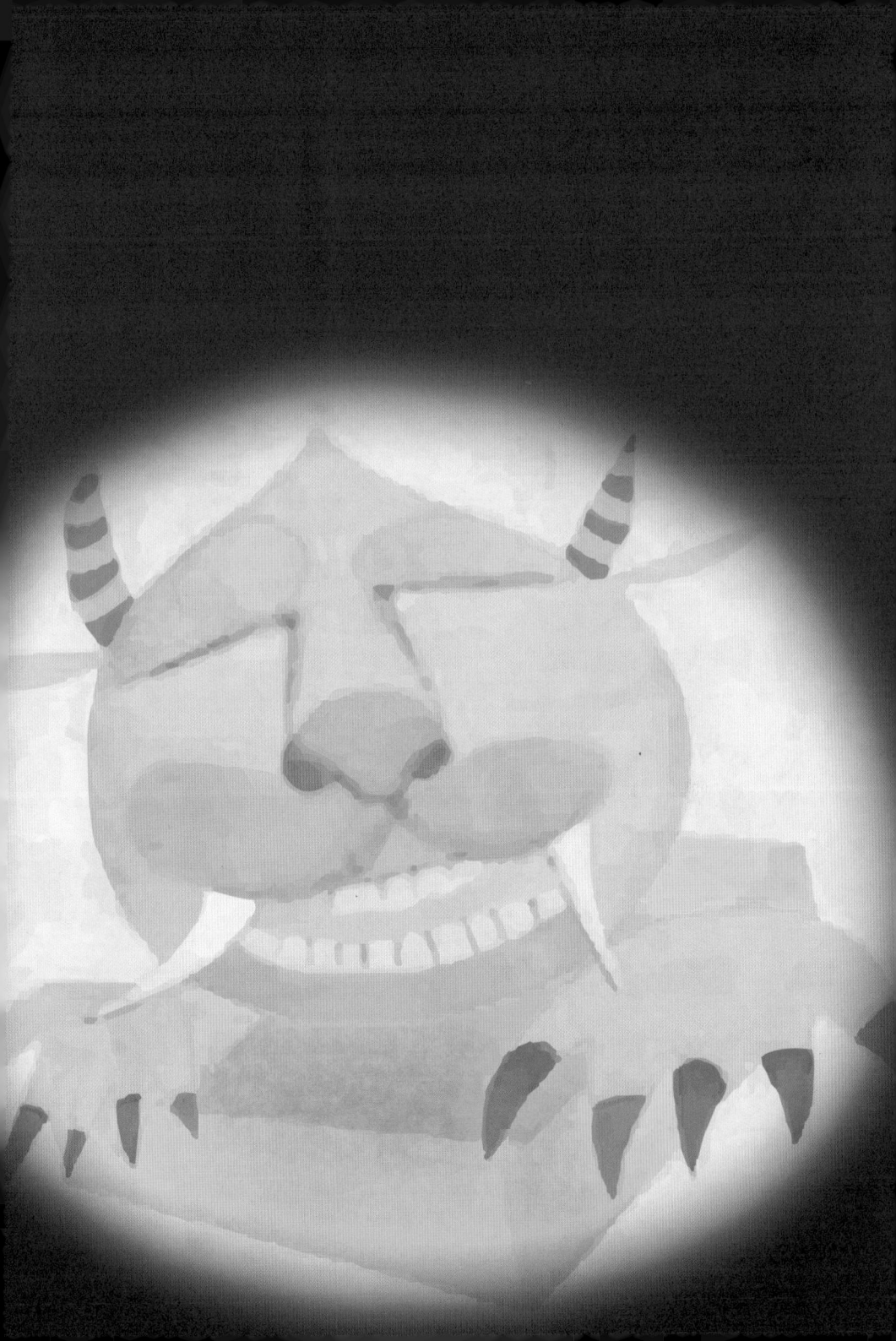

他說：
放在我這裡吧！
我會利用光明與黑暗的層次，
製造各種層次的幻象，讓你們很難重拾
「無邊寂靜、廣大無垠的心靈、
萬事成就的大能」的存在狀態。

這時，「所有的古佛們」
意識到這個遊戲的難度，
大家益加地興奮、狂喜不已。

又一個古佛提議道：
我請求「恐懼古佛」，
除此之外，
也請在各層次之中創造出無數的
平行幻象空間，讓難度更難！

去體驗的古佛們裂解出更多的
小靈魂，同時去經歷不同的幻
象空間。
之後，大家再合一，
一起分享所有的體驗。

此提議一出，
所有古佛們又再度興奮、
狂喜不已。

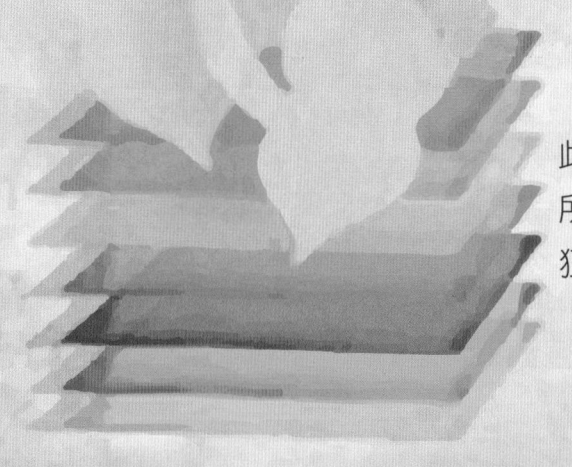

而「恐懼古佛」實在是個幻象大師，
他說：
我再加入一個難度，
就是讓你們暫時忘記你們原本是合一的。
使你們受限於肉體，並且以為肉體死了，
你們就會消失而死去；

並且，讓你們忘記，
這個空間的資源與能量是無限的，
以為必須搶奪才能保持不死。
因此你們會相互傷害，
體驗被傷害的感覺。

急於去體驗的古佛們，
對於難度的增加，
已經興奮到無法形容的地步。

有「一些」古佛意識到這般的難度實在太高，
可能要花很多的時間才回得來，

因此，他們說：
我們就留下吧，你們去體驗，
我們會為你們安排特殊的中止遊戲的功能。

如果你們想中止遊戲卻無法中止時，
請留意所有跟痛苦有關的感受與體驗，
我們會將所有中止遊戲的按鍵，
放在你們的肉體與周圍的體驗者的表情裡、
生活的事件裡。

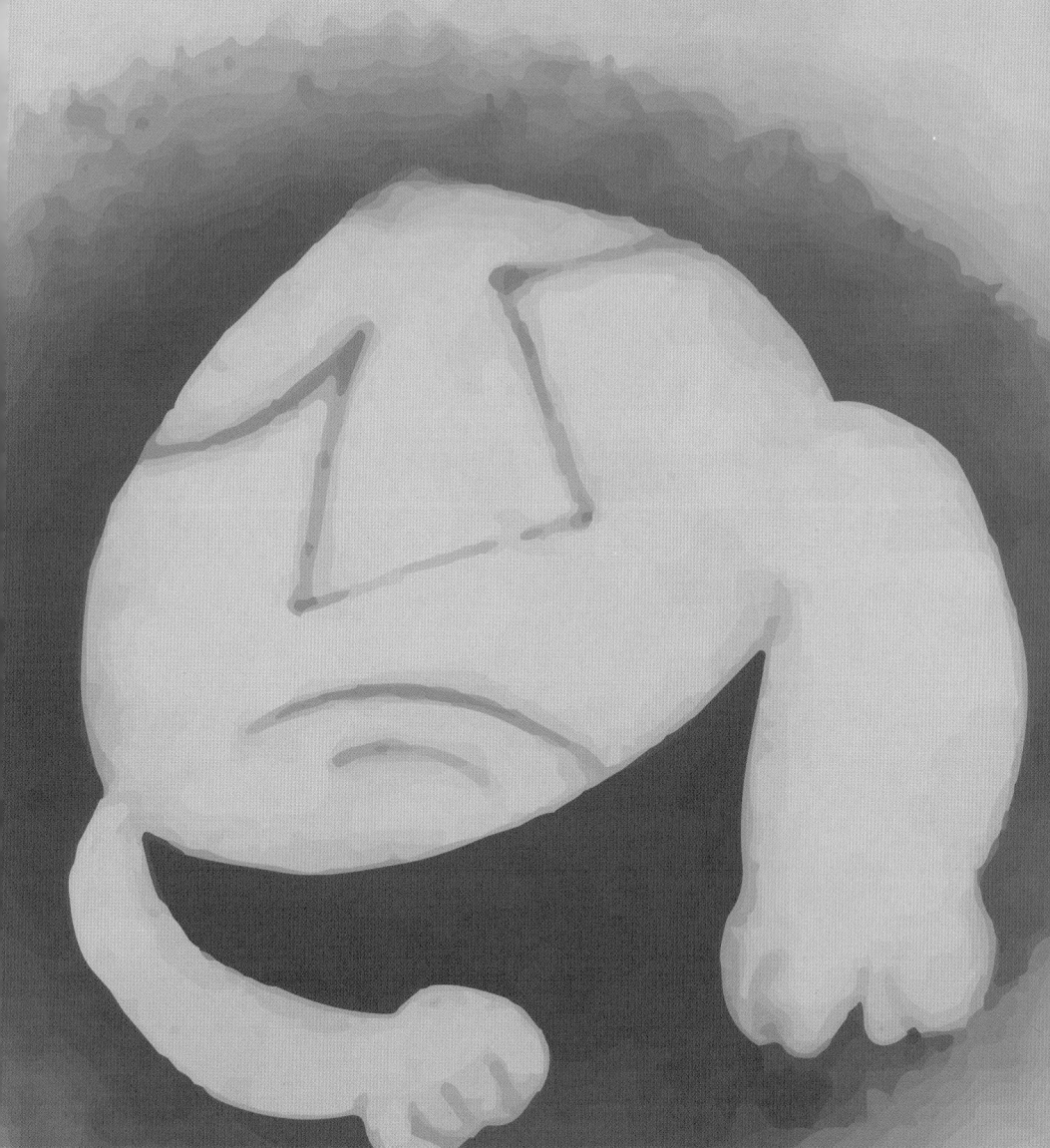

古佛們聽到還有預防的準備，
心中更加地高興與雀躍。

因此，剎那間，
就有一部份的古佛往「恐懼古佛」
所創造出的空間而超光速地飛去。

他們很興奮地要去體驗了……
而那個空間，就叫做：

地球

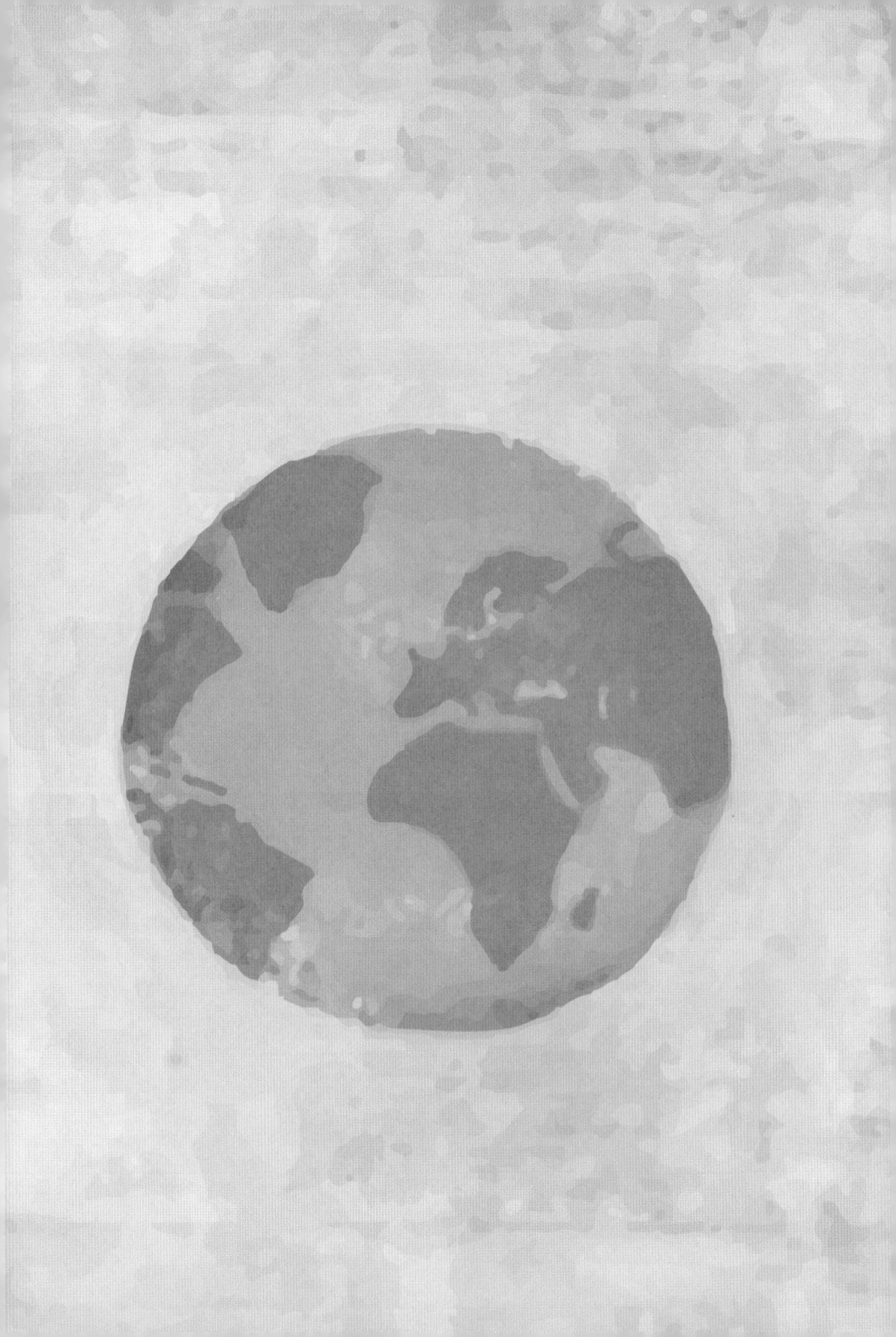

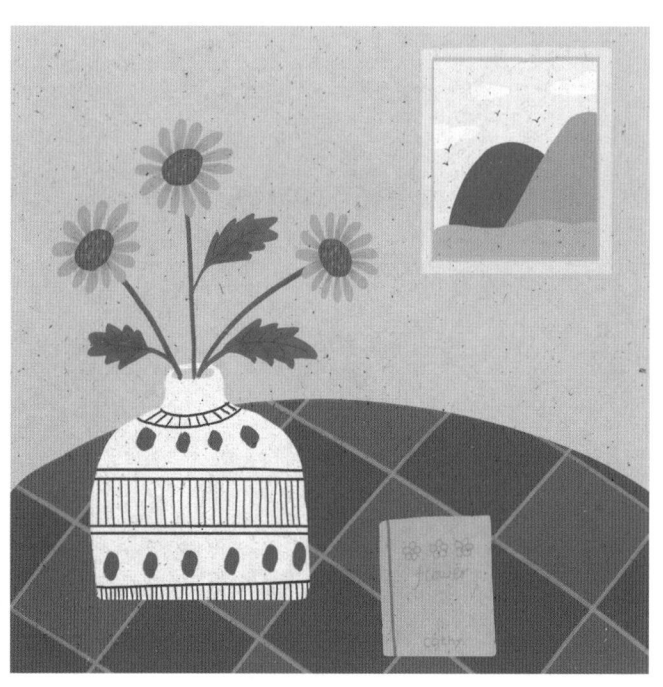

四大信任文

我今自心生起大信任
信任內有自明的本性

我今自心生起大信任
信任外有自然之真如

我今自心生起大信任
信任中有一體感動之真心

我今自心生起大信任
信任事事皆有奧祕完美之安排

我今立得大休息
無為順流
從容中道

我今立得大作為
進入一體感動
完成感動
即與天地參

目錄
CONTENTS

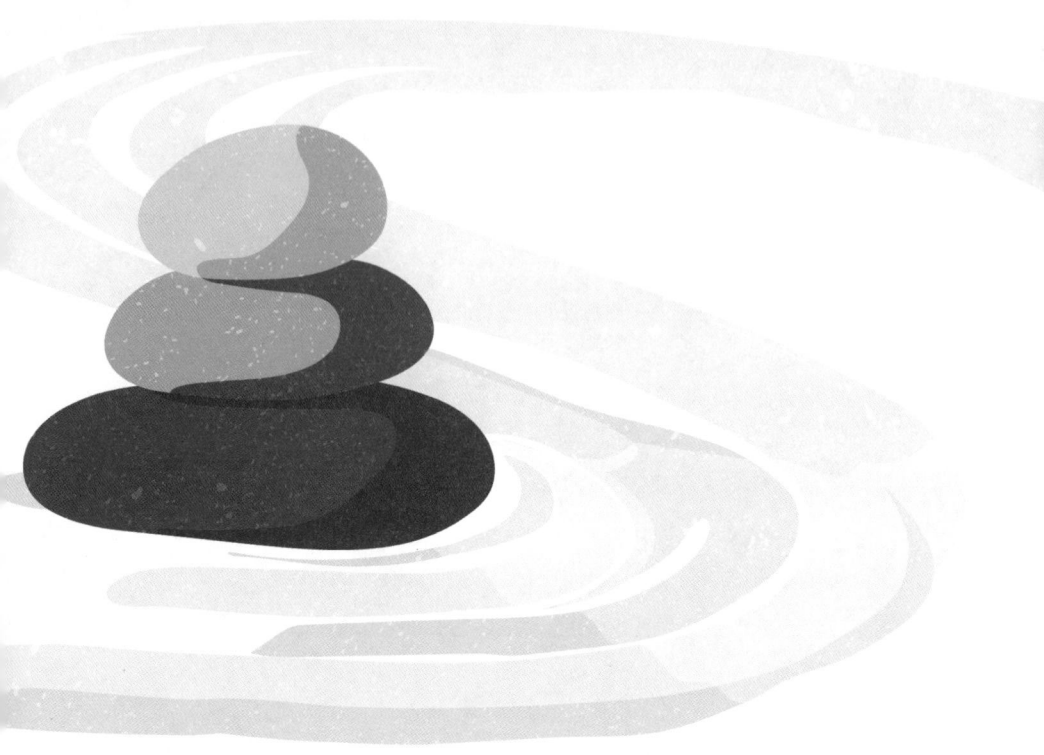

前言

憂鬱一定治得好

憂鬱症經常是未被注意、而且沒有被治療的。而憂鬱的人，又往往會否認、輕忽或合理化症狀，且因為缺乏相關知識、擔心旁人眼光、及隱私權考量，而不願意尋求幫助。

在憂鬱症診斷標準裡不只是有自殺的「念頭」而已；還有自殺的「嘗試」；或是自殺的「衝動」，這些是憂鬱症診斷標準之一。若以「能量等級表」來解碼，級數會越來越低，最後會呈現最底端「憂鬱」能量狀態。憂鬱症位於情緒能量最低的等級就接近了死亡。

當一個人受到世間打擊，不論是親人死亡；事業失敗；婚姻分離；感情破滅……，都會引起他在適應期中要去面對人、事、物所帶來的影響，整個情緒演變過程中會從一開始的憂慮、憤怒、傷心漸漸逼近憂鬱。

能量等級表

開悟　　　700～1000 合一、無我

平靜　　　600 完美、和平、安詳

喜悅　　　540 樂觀、慈悲、非常有耐性

愛　　　　500 專注生活中的美好、幸福

理智　　　400 智慧、創造者

寬恕　　　350 瞭解事物沒有對錯

主動　　　310 真誠、友善、敞開、成長

滿意　　　250 信任、活力、安全感

勇氣　　　200 把握機會、信心、肯定

驕傲　　　175 自我膨脹、抑制成長、狂妄

憤怒　　　150 憎恨、侵蝕心靈、抱怨

慾望　　　125 上癮、貪婪

恐懼　　　100 壓抑、焦慮、畏縮、阻礙成長

悲傷　　　75 失落、依賴、悲觀

冷淡　　　50 絕望、自我放棄

內疚　　　30 懊惱、自責、自我否定

羞愧　　　20 接近死亡、自我封閉、嚴重影響身心健康

低頻能量

憂鬱狀態層次圖

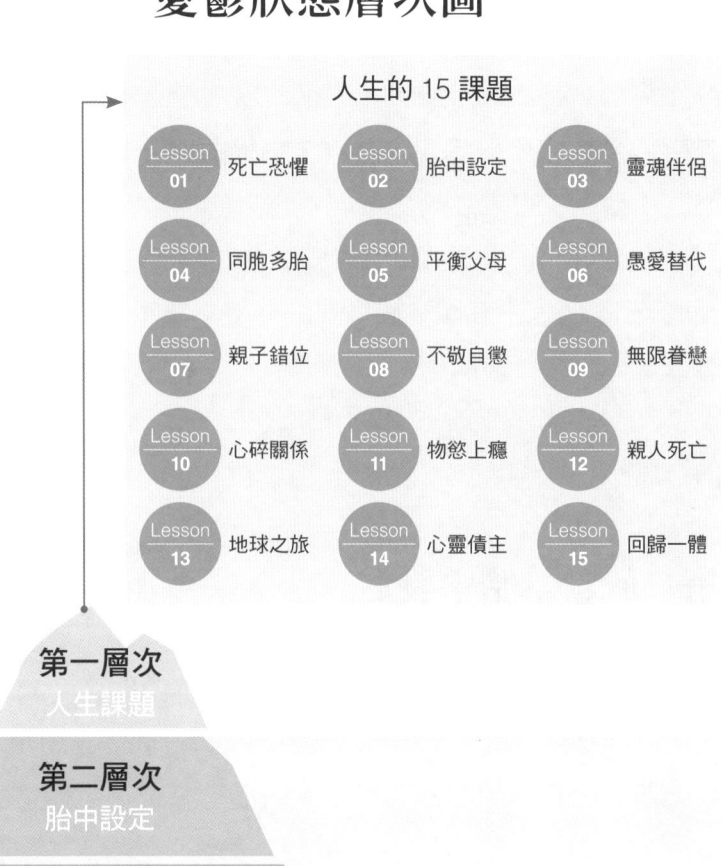

人生的 15 課題

Lesson 01 死亡恐懼	Lesson 02 胎中設定	Lesson 03 靈魂伴侶
Lesson 04 同胞多胎	Lesson 05 平衡父母	Lesson 06 愚愛替代
Lesson 07 親子錯位	Lesson 08 不敬自懲	Lesson 09 無限眷戀
Lesson 10 心碎關係	Lesson 11 物慾上癮	Lesson 12 親人死亡
Lesson 13 地球之旅	Lesson 14 心靈債主	Lesson 15 回歸一體

第一層次
人生課題

第二層次
胎中設定

第三層次
家族設定

第四層次
前世設定

憂鬱其實是一個情緒能量很低的狀態；憂鬱的本身狀態分幾個層次：

第一層次：人生課題（15 個課題）

本書有詳細針對人一生中在原生家庭、進入社會之後所經歷的 15 個人生課題，提供理論分解；建議「法句」而得到解決。構成第一層次的 15 個課題（「胎中設定」、「不敬自懲」、「愚愛替代」、「親子錯位」……）猶如冰山浮出表面的一塊。

第二層次：胎中設定

透過心理療法可以大部分根除很多人在第一層次的課題設定，但胎兒在母親懷孕的十個月內，父母之間的互動和母親本身的體質，都會記錄到胎兒基本的潛意識裡，而構築胎兒日後的人生觀、生活習慣（飲食、穿著……）這就是「胎中設定」。L・羅恩・賀伯特的戴尼提（Dianetics）也有處理「胎中設定」這部分；胎中設定是憂鬱或憂鬱症要處理的第二層次設定，如冰山的水面下的這一層，雖然胎兒還沒出生但**「胎中設定」是決定憂鬱症很關鍵的部分**。大部分的人若可以解除「胎中設定」的話，憂鬱症就可以好一大半，但憂鬱症要完全

治癒必須往第三層次家族的設定解除。

第三層次：家族設定

在家族中如果曾經有人得憂鬱症自殺而沒有解除這個設定，那麼就會產生家族黑洞，而複演歷代都會有人因為憂鬱而自殺。什麼是家族設定？舉個例子，二戰時台灣人被日軍遠遣南洋當軍伕，戰死在南洋沒有落葉歸根回家鄉安葬，爾後家族歷代就複演有人離家出走再也不會回來的**家族設定**。

家族設定也會影響一個人的憂鬱症，如果您自己或家人是憂鬱症患者，可能成為了家族憂鬱症設定黑洞的替代者。這家族替代可以人生動力團體排列及「法句」來解除設定。

第四層次：前世設定

前世會決定人投胎到什麼家族。你為什麼憂鬱呢？也有自殺傾向？在前世可能曾經造成別人因為你而自殺……這例子並非每個人都是這樣，可能也有其他的原因。前世的設定是人生動力團體排列或個人動力排列可以解除的，若想改善憂鬱病症，人生動力會建議以團體排列來解除設定最快速。

以上「人生課題」、「胎中設定」、「家族設定」、「前世設定」就是憂鬱症要解除設定的四個層次。在這四個層次還有一個重要的概念是「死亡意願」。**「死亡意願」貫穿了一個人為何會想死？為什麼會憂鬱？**換句話說，他對這個世界沒有任何依戀，覺得每天活著都很痛苦，生無可戀，活著都是折磨，死了一了百了，死了所有痛苦都得到結束終結。這樣的感受讓人可以體會，在人生很多低潮中真的會讓人覺得「死了所有問題就跟著解決了」，這是一般人很常見的心理狀態。

對於死亡意願黃醫師會鼓勵憂鬱症患者、癌症病人寫下人生目標清單（The Bucket List），表列出「每天喜歡且做了會快樂的事」。很多人會覺得很簡單，但是黃醫師輔導治療過的那麼多癌症病人或憂鬱症患者，要他們寫出來還真的蠻難的，因為他們從來沒有為自己而活；甚至有的癌症病人或憂鬱症患者都覺得為自己做些快樂的事是一種罪惡，因而產生罪惡感。這讓人匪夷所思，但可以知道那是癌症病人或憂鬱症患者頭腦的一種設定。**所以瞭解憂鬱症同時必須瞭解「死亡意願」。**

解除「死亡意願」的設定是治療憂鬱症、癌症及很多重症最主要的基本核心，若對此核心不詳加瞭解，那麼對身為治療者、醫者而言將顯不足。

「死亡意願」的組成是整合**第一層次的人生挫敗；第二層次胎中設定（可能有憂鬱症的媽媽）；第三層次家族都有憂鬱狀態設定及第四層次前世曾經迫害別人讓別人陷入憂鬱自殺狀態……的設定**。這四個層次是瞭解「死亡意願」很重要且必須徹底瞭解的部分，如此才能夠根除一個人、一個族群、一個國家民族、一個地域……因設定所呈現的整體情緒狀態。

死亡意願形成的原因

第一層次：親人的死亡。親人的死亡最容易帶來一個人想要追隨親人而死所產生死亡意願。

第二層次：母親懷孕曾嘗試過自殺或是母親懷孕時親人死亡，媽媽產生想追隨親人而死的死亡意願同時烙印在胎兒上。

第三層次：在家族祖先裡面曾有人非自然死亡。第一層次跟第二層次親人死亡可能是自然或非自然，在家族裡非自然死亡指的是「非壽終正寢」如：車禍、染病、戰亂突然死掉，死的過程很快，死的人來不及準備，死的時候不是在一個平安和緩的狀態下的死亡過程，也沒有好好被安葬；屍體沒有好好被復原等這種非自然（非正常）死亡都會產生「死亡意願」。

一個地區的戰亂、旱災等各種天災人禍所造成非自然死亡，若沒有透過特定方法來解除（如佛教的超度及天主教的彌撒……）；沒有透過人生動力把這些非自然死亡的人好好送入光中，去他該去的地方，「死亡意願」產生的設定就會引發重複性的戰亂、疾厄、瘟疫等。

還有什麼會產生「死亡意願」？

例如非正常的人的非正常死亡、戰亂、人跟人之間互相砍殺造成對方死亡；又如在人生動力能量場域排列的呈現中，若家族事業是做屠宰販賣，相對的家人就會產生果報。養雞、養鴨、屠宰的都會造成動物怨氣，而產生「死亡意願」，這死亡意願的設定會果報到這地區或家族。

人跟人之間或動物之間造成的非自然死亡，都會產生「死亡意願」的設定，也會跟家族憂鬱有關係。在此情形下，除了以人生動力團體動力解除設定之外，我也會建議此人吃偏素或全素；或做些利益動物的事情（如捐助動物保護相關公益單位），來平衡家族累世造成殺業的問題。另外一提，病毒跟細菌喜歡的食物就是我們身體裡的黏液，而黏液是從肉、蛋、奶、甜產生的，現況預防感染新冠病毒甚至流感各種疫病措施，我會勸大家多吃素就不會因為肉、蛋、奶、甜產生黏液讓

細菌病毒在你身上孳生。此針對「死亡意願」設定的部分鼓勵大家盡量吃素，以減少得到突然死亡的機率。

這本書推出是我帶給社會的禮物，期能根除台灣跟世界人們的憂鬱症。現在憂鬱症的人越來越多，也有靈性的黑死病的說法，但是在治療上也沒那麼困難，療效也可以非常的好。很多人都覺得憂鬱症不會好，但是我會跟大家說「憂鬱一定治得好」，在我四十歲生日時，我在日本京都慶祝第一階段完成大概是十年前的事，這十年驗證下來的方法也非常有效。

您若說我的情緒問題沒有嚴重到憂鬱症，如我常常擔心、情緒不好；常常生氣、婆媳關係不好、夫妻關係不好；或不知道如何教養小孩；或是事業始終無法進步推展……這心理層次上的問題都可以透過人生動力療法解除設定。

人間多災多難，每個人多少都一生傷痕、一生負重，所以都需要好好透過人生動力療法得到解脫，獲得平安跟幸福。

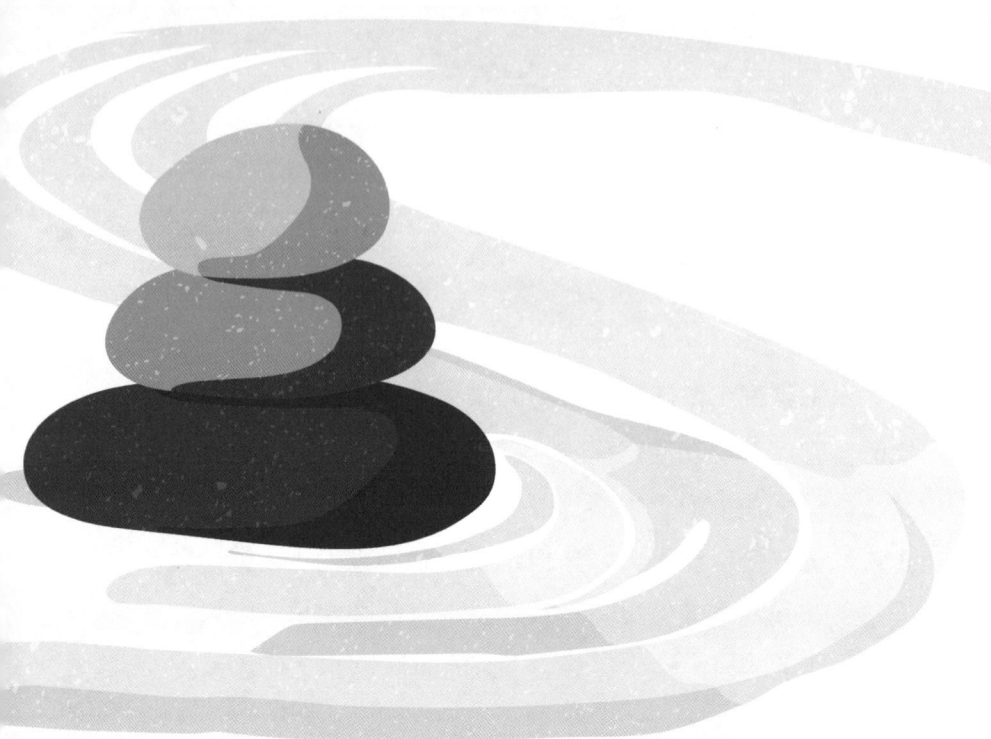

卷一

人生動力
緣起

我的內在啟蒙可追溯至童稚時期，迄今雖已屆四十，但對我而言，這四十個年歲之記憶完整且似乎從無間斷，至今仍可輕易地憶起生活點滴，立體式的回憶仍歷歷在目。

我的內在啟蒙

童年的我，一切如幻似夢，夢與真實常常無法分清楚。

我有五個姊姊，她們都提到了我小時候常見的狀態，那就是不太參與遊戲，喜歡旁觀；而我自己的回憶裡，我在小時就有一種在現場又不在現場的感覺，若即若離，眼前的情境對我而言，不甚真實。於是有一段時間，我常常對眼前的許多東西咬、敲、看、聽……好像試著要證實它們存在的真實性。我自幼就常常有一種悲憫之情油然而生，爾後方知道這與母親懷我時的心情有關，究因於我未出世的大哥在母親的胎中夭折，還有我前世的經歷與願力。

小時候，我非常地愛哭，可說是街坊中相當有名的愛哭，哭功之強可從一件事中看出：我的母親曾嘗試出外工作，我從她出門哭到她回來，從未間斷，累煞了我的姊姊們。嬸嬸還因此編了一首歌笑我，大意就是：「你是很愛哭的小嬰兒，但是一吃到媽媽的奶就不哭了……」。我這般地來到人世間，眾人也不離如此吧！我們就這樣開始了人生，既獨特又相似的人生。而到最近我也才真正地體驗到：這種童稚的狀態是如何的圓滿與幸福。

人生是多變的，人生中不同的事件形成了不同的體驗，如果能拉開一點距離回頭來看自己的人生，對曾經非常強烈的人生事件就能處之淡然，也較能瞭解事件的前因後果。我常想，人生真正的意義是什麼？也許老天爺的設計不過就要我們體驗自己的人生過程罷了！成功的企業家也是一生；街頭流氓也是一生。人們常常想，如果我是某某某該有多好？但真的嗎？

　　我認識一個已經七十多歲的長輩，他繼承了父親留給他的事業，有數家金控公司，以及底下再投資的數十家子公司，身家好幾個億以上，但是兒子在國外發生意外溺水而死，現在與太太分了居，目前孤單一人在大陸。另一個，也是個長輩，五十多歲。早年從事金融業賺了好幾個億，轉而投資建築業，黑白道通吃，很想有孩子，但是至今仍然膝下無子無女。

　　每個人的人生都有它的好與個人課題。人之所以想要當別人的原因只有一個，那就是為自己找一個繼續做個半死不活的人的理由。我的老師說：「人，寧願痛苦，也不願意辛苦。」承擔自己不是難事，但得辛苦的面對並拿出行動改變自己卻不簡單。許多人只是以受害者之姿佔盡便宜，卻又哀叫呻吟，訴說自己多麼悲慘、痛苦，繼續地乞討求憐。這沒有不對，這只是一種停滯自己成長的生存策略而已。人生的真相，就是真善美與恐懼死亡而產生的生存競爭的總合與交錯。

認錯

　　我從累世至今世,甚至到此刻之前,我犯了許多的錯誤,這些錯誤產生了不幸、痛苦甚至疾病。我認了我的錯,我解除了痛苦、不幸與疾病背後的設定,並且以行動彌補它,因此我得到了自由,我的天空多了一片清明,偶爾得以窺見體驗「萬里無雲萬里天」與「慧日當空,朗照萬有」的境地。

　　這種由犯錯、覺察而解除並以行動彌補的體驗與過程不是我獨有的,是每個人都具有,也是每個人來到人世之前就瞭解的,這是人生必然且承諾自己要去學習體驗的過程。我的老師說:「這個真相與真理,八歲的小孩就懂,但是到了八十八歲仍不一定做得到。」

癌症病人與死亡意願的發現

　　我個人走上研究解除人生的苦痛這條路,最早是在馬偕醫院的安寧病房中與癌症病患相處,加上後來我的摯友也因癌症而死亡。在接觸這些癌症病患的過程中,我意識到癌症病患內在其實是有強烈的死亡意願,當時我非常地震驚,因為大多數的病患都會說他們有多麼地想活下去,但其實內心是非常想死的,他們的內在充斥著許多矛盾,就像我們一般人的腦中也存

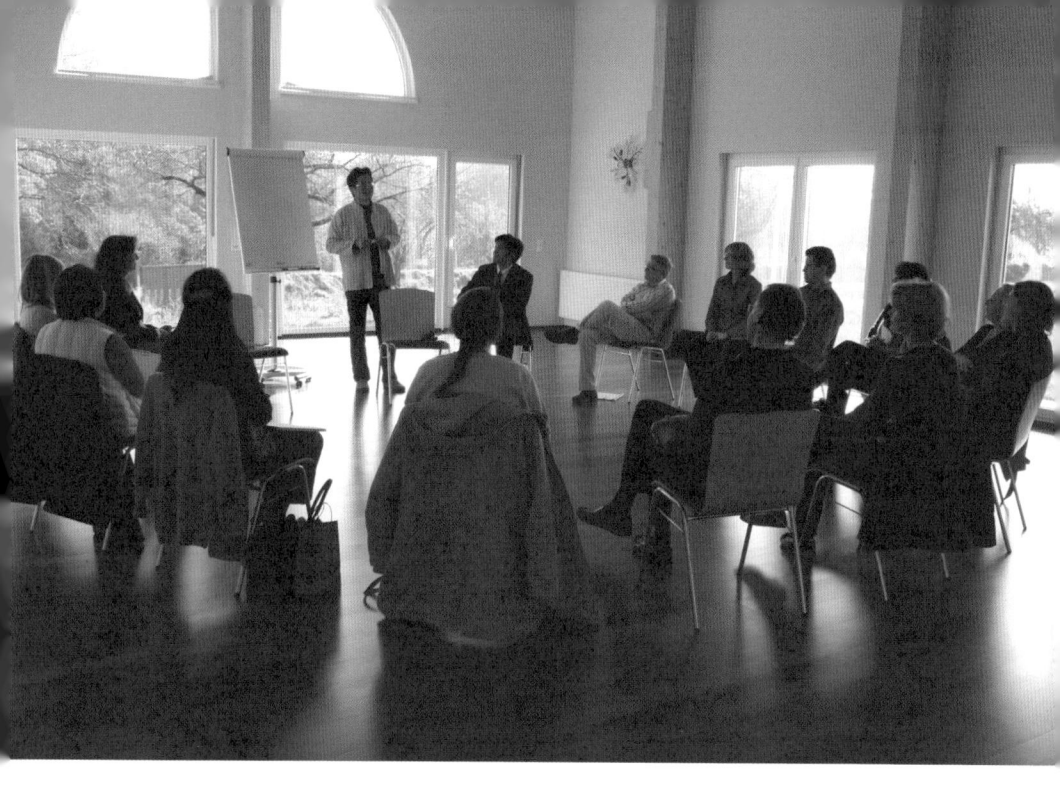

在著許多虛擬實境一樣。

　　在馬偕醫院家醫科當住院醫師期間，我們得選擇安寧病房三個月的實習，之後也可以申請安寧緩和專科醫師執照。在那三個月之中，我學到了很多，包括發現我自以為是的無懼於死亡，其實是個天大的笑話。開始的短短兩周內，安寧病房裡就有十位病患過世，甚至其中幾位是前一天才互道再見的，隔天就與他們天人永隔了，這種很深的驚嚇讓我久久無法平復，因此我有一項非常重要的發現，那就是癌症病患的死亡意願。

那時我有一名罹患肺癌的女病患，因為安寧緩和的處置相當地好，她經常很輕鬆地與我談天說地。當時，她讓我看她罹患癌症之後去跳元極舞、去旅遊的照片時講這句話：「黃醫師，我得到癌症之前，我就想死了。」而且在我幫她體檢時她也講了同樣的話。原來在她罹患癌症之前，因為先生是個小導演，是在那個圈子裡，常常和一些初入道的女演員們有複雜的關係，於是她內心非常煎熬，而且同時間，她的公婆一個中風臥床、一個股骨骨折不良於行，加上子女的教養，她只能一個人獨撐一切，對她而言每天的生活就如地獄一般，因此，她常想：如果我死了就不用在人間受苦了。

　　有一天，我突然心生一念，究竟罹患癌症前就有死亡意願的末期癌症病患比例為多少？於是我就針對安寧病房的病患們做了一次口頭的問卷調查，當時由我負責的共有十五位病患，加上其他常和我談天的病患，共有十八個樣本，結果其中竟然有十七位末期癌症病患在罹患癌症之前就有死亡意願，剩下一位並不是沒有死亡意願，而是之後他陷入昏迷，無法回答我的問題。結果是如此高的比例，令我嚇了一跳。

　　之後，我於 2006 年到德國拜訪我在歐洲的伙伴羅塔荷南瑟（Lothar Hirneise）時，我們竟意外地相互印證了癌症病患的「死亡意願」這個現象。他的故事是關於一位罹患睪丸癌的

德國醫師，他被安排到外科病房準備摘除睪丸手術，在同一間病房裡，共有四名男性病患都罹患相同的癌症，也一樣被安排在外科的標準流程中：灌腸、吃藥等準備工作。有一天，他們聊了起來，竟意外地發現原來四個人都有相同的境遇，都有一位親人在一年內死亡，而這位醫師自己的兒子是因為車禍在半年前過世，他頓時覺得這絕對不是偶然，其中必有原因，因此之後展開了相關的研究，後來發表了一篇關於癌症病患死亡意願的論文。

可見，不論東方或是西方，真理就是真理，與地域無別。

人生動力的推力

我在服役時認識了一位朋友，之後因為分隔兩地，關係也就漸漸淡了。再聯絡時，她卻已罹患癌症。她在電話裡對我幽幽地說著這一切，我也請她來讓我看診。她接受了我的「毒出能入」療法，也拿掉皮下荷爾蒙避孕器，第一年的治療可說是相當地成功，再回到醫院檢查也查不出有癌細胞的存在了。

但是到了第二年，也許是之前成功的治療使得我們都鬆懈了，她也沒有再去醫院追蹤。有一天她突然大出血，於是立即去做超音波檢查，卻檢驗出腹腔內有五公分大的腫瘤，距離上

次檢查只隔了十二個月，之後又接連幾次大出血，她便開始在醫院與家裡之間來來去去。

當時，我應用了所有我知道的療法，包括心理療法，還有我在安寧病房中學到的體驗，甚至是以解除死亡意願來做各種整合輔助醫療的協助。雖然當時就已經發現了她的死亡意願，但在那一年當中，我無法突破也非常挫折的，就是無法幫助她放下死亡意願。她說：「只有我以痛苦死亡的強度，才能還我對不起的人們一個公道。」幾週後，她過世了，留下我痛苦地自責不已。

於是，從那時候開始，我比以前投入更多的時間與加倍的精力，更有系統且大規模地研究如何解除死亡意願的設定，持續地進行了六個月的臨床與學理的研究。終於，我完成了這個系統性的方法，能夠滿足我對精神與心理治療上的要求，這套方法我稱之為「人生動力」。

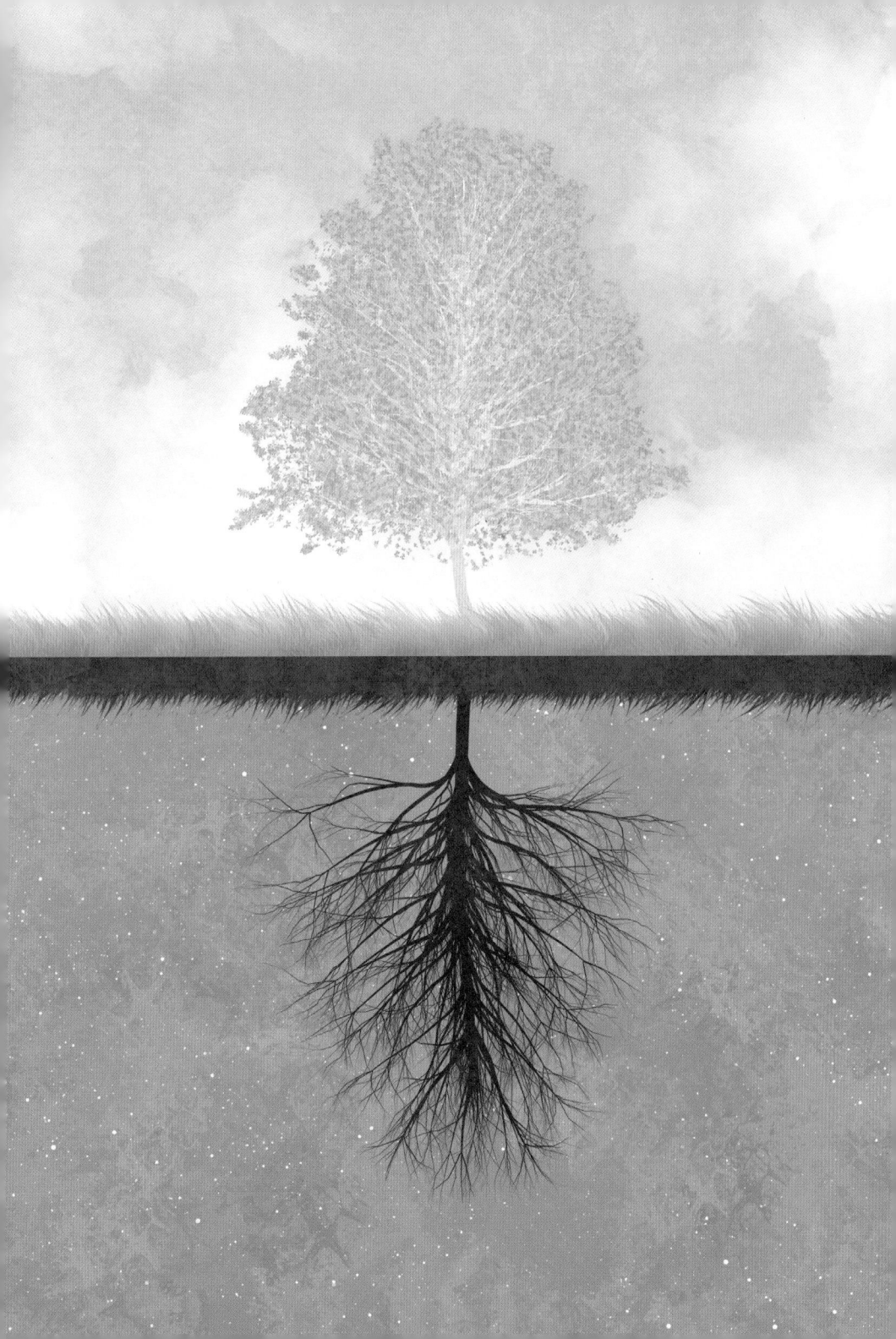

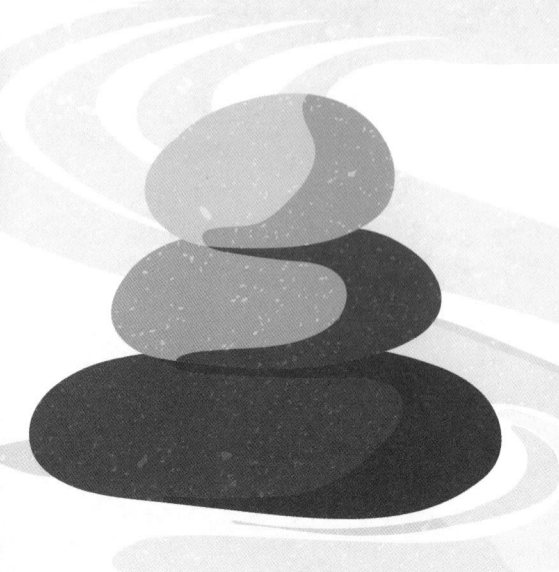

卷二

設定
決定了命運

「病人為醫學之母」。

從醫以來，我不斷地從我的病人們身上得以
實踐與驗證我的方法，現在我很榮幸能站在
這巨人的肩膀上，透過他們的生命經歷我整
理出人生動力這套方法的核心概念：人生的
痛苦、不幸或疾病都是根源於「設定」，而
設定就是存在於人類頭腦中固著的情境，這
些情境經常不經意地影響我們的人生，使
我們陷於人生的困境，甚至經年累月地重複
同樣的痛苦模式，於是形成了我們常聽到的
「命運」，以為這即是不可破、不可改的宿
命，以為命即如此永不得突破。

頭腦的設定形成痛苦的命運

　　人類每一刻所感知到的一切，都是透過語言和影像所產生的一連串情境，在這些持續進行的情境當中，會有一些特別固著於潛意識之中，因此造成痛苦、不幸或疾病的人生，我稱之為「設定」（Mind settings or Mindsets）。

　　會造成人生痛苦的「設定」，是由過去曾受創傷的情境畫面，加上當時情緒負荷所形成並儲存在潛意識之中。因此潛意識中的創傷影像與其當下伴隨的情緒負荷，也就被設定形成頭腦裡的自動執行程式（.exe），這個自動執行程式就如同預先安排好的人生劇本，日後將吸引相類似的人生情境與人事物在生活中不斷地重演，所以有「設定」的人常常會覺得冥冥之中有被命運捉弄，無法超脫的感覺。

　　例如先生昨天跟妳吵架，妳覺得非常難過，但他今天不知為何心花怒放，送妳一束花。但妳拿到花時，卻對他咆哮：「你少來了！沒有用的，我們兩個人這輩子就痛苦到死算了！」顯然他已不是昨天的他了，但是妳腦中的思想、念頭、影像、聲音並沒有改變，仍停留在昨天的情境裡，這就是因為設定卡在那裡，讓妳無法進入每個不斷在改變的當下，於是只能停留在過去的情境和創傷中，即活在設定所形成的命運裡。

又假使你的父母在你小時候曾發生嚴重的爭吵，父親打了母親，這樣的情境就會形成你小時候內在的恐懼，因此恐懼便形成了你內心情緒的負荷，而父親打母親的情境則會形成設定。若你是位女性，日後交往的對象極可能也會對你施以暴力；若你身為男性，則可能會對日後交往的對象施以暴力，因為這樣的情境已經變成你內在的自動執行程式和設定。而人生動力這套方法就是要解除像這樣的設定，終止伴侶關係中暴力相向的命運。

設定的本質

設定是潛意識的作用，因此遠比大腦思考的執行程式來的強大，如果不能徹底的解除潛意識裡的設定，那麼命運很難僅由頭腦的理解來改變。

頭腦的設定會自動安排你接近什麼樣的人、遇到什麼樣的事，這與《祕密》、《吸引力法則》等書中所提到的概念相似。也就是頭腦所記錄下來的創傷情境，會自動幫你安排所有的人生歷程。就像現在你正在閱讀這本書一樣，這不是偶然，曾經有一刻你想知道自己的痛苦究竟從何而來，於是這個念頭就自動發酵了，所以你正在看著這本書，感受這一切。

命運會自動幫你安排一切你所需要面對的事物。也就是說，凡是發生在你身上的任何事，都是老天爺要送給你的禮物。但如果因為腦袋的設定和雜念，使你無法放鬆、無法感受當下周遭正在發生的人事物……，那麼你就會因此錯失、自動掩蓋、篩選掉很多珍貴的人生體驗，例如：你無法感受到先生送花的心意，因為你還停留在昨天的氣頭上。

因此「設定」，我指的是在頭腦裡的設定，不管你是否意識到它的存在，它仍會一直以語言、聲音、文字、圖像等各種形式存在，並且形成你的命運與生活上的困境，帶給你痛苦、不幸或疾病，讓你成為頭腦思想的奴隸。唯有「解除設定」才是徹底地讓生命自由之道。

生命的第一假說：四個原始設定

瞭解何謂設定，也瞭解了命運如何形成，但在設定與命運的背後，宇宙早已經制訂好一套生命的遊戲規則，如果我們可以瞭解這套遊戲規則，我們就得以掙脫命運的枷鎖，並且找到生命的意義與答案。

針對人生痛苦產生的根源，我歸納整理而成「四個原始設定」，這也是我對生命的第一個假說。人生這場遊戲，是把地

球視為一所學校、一個遊戲場，每個人都是來自亙古的古佛（關於古佛的傳說，請翻閱本書第 19 頁）一起來到地球重新學習、重新體驗靈魂全都是來自於「一體」（Oneness）為了體驗這個一體，靈魂選擇了各自分裂為不同的個體，來相互提醒、互動與學習，以共同完成這場靈魂遊戲。在這場遊戲中，靈魂共同創造了幾項遊戲規則與原始設定：

第一個原始設定：「斷裂」的假象。創造與一體斷裂的假象，這個假象令每個個體無緣由地恐懼自我會消失而感到痛苦，藉以推動個體體驗生活中的各種創造，以及體驗生命本身。

第二個原始設定：「對象化的創造」創造萬事萬物及無數的可能。這個無數的可能令每個個體之間產生對象化，清楚的區分你與我，而形成他人的存在可能導致自己消失的恐懼，進而教導個體體驗，你本是我、我本就是你，我們本是一體的。

第三個原始設定：消極的說是抵抗，積極的說是直接攻擊傷害他人。因為將你我對象化的恐懼，造成人與人之間的戰爭、女人之間的爭奪或是男人之間的仇殺等，形成痛苦的基本模式，即你非我、我亦非你，為了生存只好除掉或傷害對方。

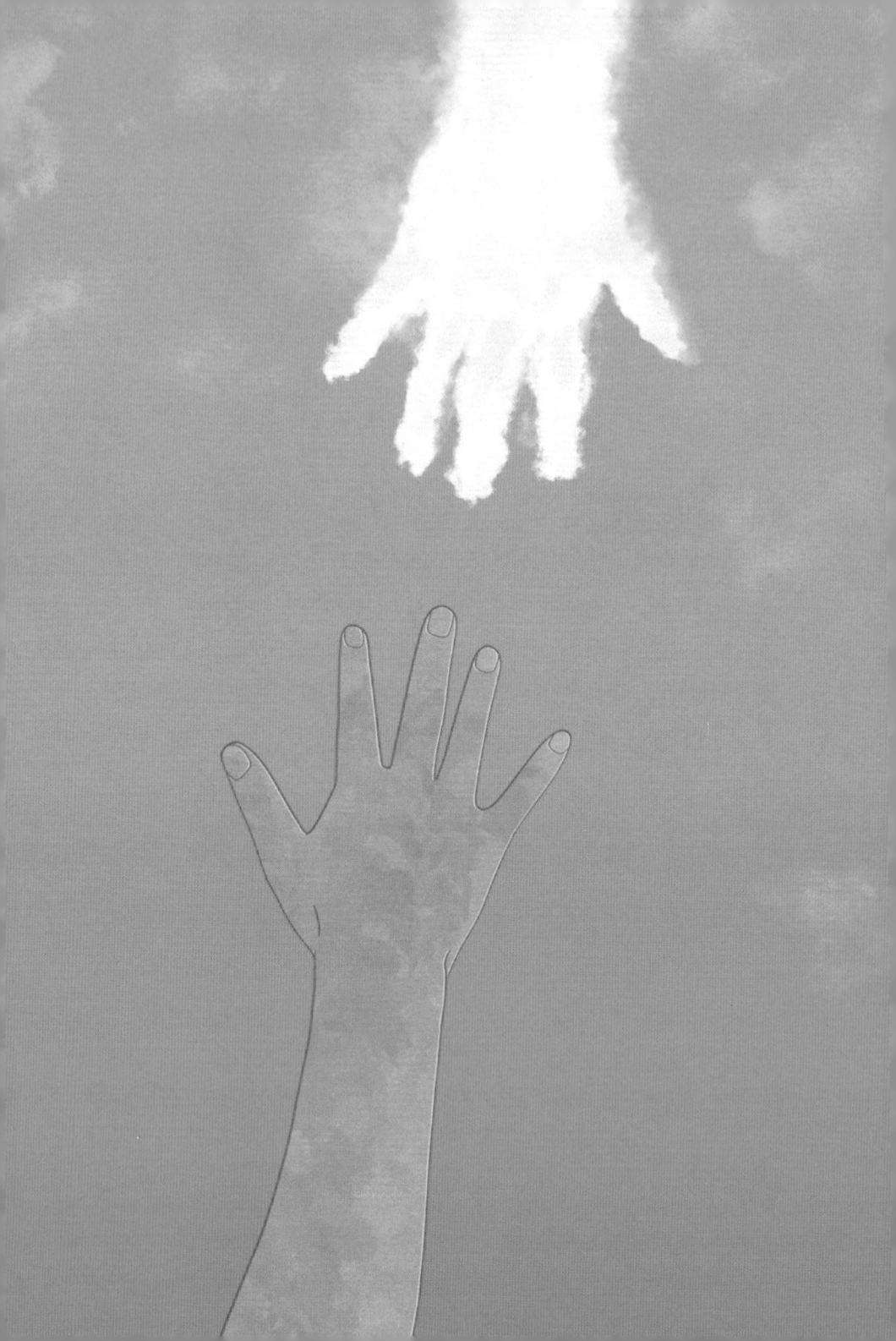

第四個原始設定：與受你傷害之人有相同的體驗，來為自己曾做過的付出代價。因為脫離了一體感、區分你我且互相攻擊對方時，對方所受的驚恐情景與情緒，會深深地烙印在施暴者的腦海中，而這個腦海中的烙印，也就是設定，會在日後某個片刻，安排施暴者經歷同樣的場景，以體會與受暴者相同的受傷經驗，藉以回到一體感之中。每個人都可以試想：「我現在受的苦，就是我曾經對別人做過的！」，這樣就可以感覺到彷彿人生又開了一扇窗。

不只有這一輩子：生命的第二假說

　　若生命的痛苦是由四個原始設定所衍生出來的，那麼痛苦就會像一棵樹一樣不斷地生長，因此我提出對生命的第二個假說：「我們不只有這一輩子的生命」。這個假說的發現，是當我的個案深陷在這輩子未曾對別人做過的傷害中，痛苦不已時，我運用了人生動力的技巧，讓個案內在受創的情境浮現出來，沒想到這個個案居然可以看到一些非現代的情景，因此我姑且將它當成真實的事件來處理，用人生動力解除其中的設定，而個案的痛苦也真的消失了！

　　我無法確切的回答是否真的有過去世，但是以這個有「過去世」的假說條件在臨床上操作，確實是有效的，而且它呈現

出來的情境也是如此。所以我把有過去世的假說也納入人生動力的方法中，才能更有效地解決個案的困境與設定。

命運的種子

在「四個原始設定」及「過去世」這兩個假說之下，我發現其實累世的經歷與資訊會全部儲存於人類的潛意識中，並依照過去經歷所形成的設定，產生命運的種子，等待時機成熟時，這顆種子就會自動萌芽、啟動、成長、發揮作用，並且吸引相關的各種人、事、物等條件，像一個全方位的導演一樣，將該有的場景、角色、工具、時間、地點等完全安排妥當，然後開始上演「命運」設定的劇碼。

單就人的一生而言，從受精那一刻，靈魂就會開始紀錄設定，有些人甚至可以追溯至尚未受精之前。有些在潛意識裡的情境會被壓抑或封鎖，但隨著壓抑或封鎖的程度越強，就代表當時加諸於他人越深刻的受創情境，當解除這類深層的設定時，顯現出來的場景通常會超乎想像，甚至令人難以理解，但這些也的確都是由我的個案經驗中所歸納出來的法則。

創傷與療癒的過程

事實上，命運是宇宙十分奧妙的安排，它既是人生預先選好的課程，也是自我療癒的過程，這個過程透過親身體驗被傷害的人的感受，讓兩個破損的圓又再度融合為一體。透過體驗別人的痛苦，藉以回到自己與人們之間的一體感之中，這就是在宇宙間不斷地自動運行的循環。在印度教中被稱為「業力」（Karma），原意是指會動的輪子。這個輪子不停的轉動，其中有創傷也有療癒，這些創傷與治癒同時在此輪中不斷地循環轉動。

在荷蘭的一場工作坊中，有一對夫婦想離異持續有七、八年之久了，我不是用一般婚姻諮商的方式，而直接就當事者的設定進行團體動力。結束之後，我請夫妻二人相互對看，並且誠實地告訴我，原先他們之間的問題是否還存在？他們兩人異口同聲的說：原先的問題已經不存在了！所有現場的學員都感到十分訝異，如此多年的感情問題竟可以在一小時的團體動力之後就消失了。

我認為這就是我作為一位醫師的價值所在：能夠帶領個案在短時間之內用很有效的方式順利地走過已忍受多年的痛苦，並且幫助他們掙脫命運的枷鎖。

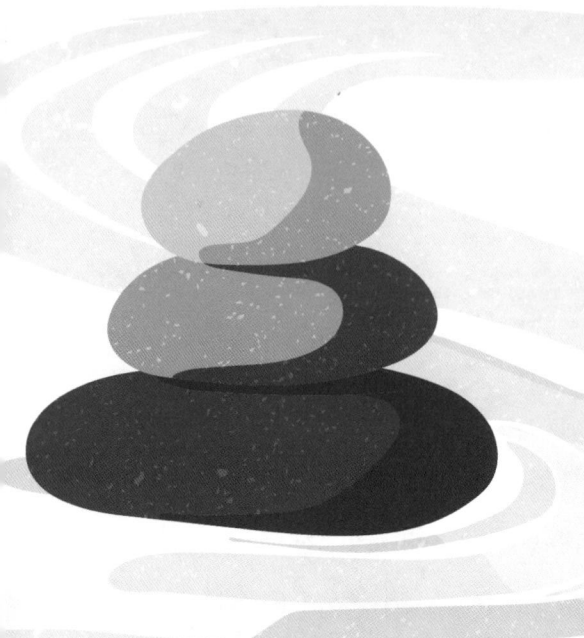

卷三

認清自己才
能突破困境

很多學員經常問我同樣的問題：為什麼我的人生有這麼多痛苦、不幸與疾病？我的生活為什麼老是處在困境無法改變？我為什麼這麼倒楣有這樣的父母和家庭，以致造成我一生的痛苦？人生的痛苦到底從何而來？

如果你仔細去思考：就是現在這一刻你坐在這裡，在你的存在感中，目前正在進行的究竟是什麼？正在發生的是什麼？你看到的東西、你聽到的影像、你感覺到的空氣溫度、你心裡有很多似有若無的感覺，在這些感覺中，有哪些事情是正在進行的呢？

痛苦的根源是對死亡的恐懼

　　人的本質是在「一體感」之中創造出來的。每一個人的存在從未曾與這整個宇宙斷裂過，我們始終都在整個宇宙的一體感當中，就像樹上的每一片葉子，也從未與這棵樹斷裂過一樣。但如果其中有一片葉子為了讓自己與眾不同，開始自我改變希望與其他葉子迥異，但又嫉妒其他葉子比自己耀眼，而起心動念想要消滅其他葉子，以避免遭受威脅，於是開始有生存的競爭，因此就會脫離一體感，而形成痛苦的人生。

　　這種「怕別人比我好」的念頭，其實就是對一種恐懼，恐懼著如果他人比我好，那我就有可能失去一切，包括失去地位、失去金錢、失去安全感、失去人際關係、失去存在的價值等，害怕失去各種生存條件的可能性、恐懼感接踵而至，而最極致的生存恐懼就是對死亡的恐懼。

　　例如害怕老闆不賞識自己，表示可能拿不到薪水，又意味著沒有錢可以購買食物和無法維持生活所需，甚至可能流浪街頭、生病、死亡。就像對蛇的恐懼一樣，恐懼的是如果被蛇咬到可能會因血液中毒而死亡。因此，所有痛苦的根源都是對於死亡的恐懼。

佛家所言的「一念無明」，就是說人會害怕自己突然的消失，而消失其實就等同於死亡。有些人失眠，其中有一部分的原因，是因為意識到自己睡著後將不知身在何處，因而害怕入眠。這種害怕自己會消失的念頭，形成痛苦的根源與死亡的恐懼，也因此開始脫離一體感、開始分辨你我，也開始你爭我奪的遊戲。

　　有些人會選擇壓抑、逃避或封鎖發生在自己身上的痛苦，我有些個案就是屬於這種類型，他們不願談起過去的創傷，完全封鎖記憶，並不把它當一回事。即使你問起，他也會回答：那沒什麼！這通常也是癌症病人的基本性格模式。大部分罹患癌症的人通常都想當完美的人，變成面面俱到的好人，因此會將過去所有大大小小的人生創傷全部封鎖，於是癌症就找上門了。因為他們的人生是如此的痛苦，卻又封鎖起來不願面對，那麼唯一超越的方式就是死亡！這是一種假性的利他行為，也就是以身體死亡做為自我死亡的一種手段，因為不願面對痛苦，想要一步登天地超越一切，內在的自動機制就只好轉而選擇死亡。

　　所以如果無法正視人生的痛苦，也會錯失人生各種經歷所帶給我們的學習機會。

找到自身的價值，完成靈性的學習

　　有一次一位病人來看診，他告訴我他得到了「修格連氏症」（Sjogren's Syndrome），這是醫學院裡的基礎醫學才會提到的罕見病例，是一種自體免疫的疾病。當時我心裡想著：要是我現在還是台大醫學系大四的學生，我一定會很興奮遇到這個病例，但對現在的我來說，我卻思考著為什麼會有這麼多罕見疾病的存在？其中有很多甚至是找不出病因。即使是一般人也經常會為感冒、頭痛、腸胃不適、肌肉酸痛、過敏等，各種身體病痛所苦。**事實上，根據我看診的經驗，十位病人之中有八位的疾病都源自於情緒與壓力的問題，但因目前傳統醫學的治療方式，忽略了處理情緒與情緒所造成的生理問題，所以許多疾病或症狀都無法根治，因經常反覆的出現。**

　　在我們成長的過程中，幾乎沒有人教導我們如何處理痛苦、悲傷、憤怒以及各種情緒，而隨著年齡的增長，各種生活、工作、人際關係等壓力，不減反增，因此我們消耗了很多能量與氣力在這些人生的痛苦、不幸和疾病的折磨上，也花了很多精力去尋找化解的方式。

　　記得曾經有一則情殺的新聞。一對分手的情侶，男方因為無法接受這樣的結果，於是拿刀將女友殺死，女方身中數刀不

治，男方則跑到大廈頂樓跳樓自殺，也不幸身亡。類似這樣悲慘的事件與痛苦，經常在我們週遭或自己身上不斷地上演。

其實除了身體疾病和情緒上的困擾，最關鍵在絕大多數人的生活中都包含靈性的痛苦。所謂靈性的痛苦，就是不知道活著的意義為何，這幾乎是所有工作坊學員共通的問題。很多人心中都有個疑問：我為何要工作？工作的目的是否只為了賺錢，然後過更舒適的物質生活？我剛退伍的時候，為了要做自然醫學，我知道我必須要先存一筆錢，於是我開始在全省各地兼差，每月可以有十幾萬元的收入。每當我拿到了那筆錢時，心裡都有個感覺：這真的是一筆錢啊！但同時也會有另一個感覺：難道我的生命就是這樣了嗎？

因為當時的我還不夠瞭解生命的價值，所以做了很多無謂的投資，這種心態就如同大家一樣，追求著「X歲賺進人生的第一桶金」。事實上，這樣的心態不僅窄化了生命的價值，而且抽空了生命的能量，只留下枯燥乏味的人生。如果人生都只在追求第幾桶金、五子登科、豪宅、名車、名牌等這類的目標，那麼就無法接受每一刻的自己，也無法體會自身的價值究竟為何，無法找到人生的方向。

因此，除了解除人生的痛苦、不幸和疾病的設定之外，能夠找到自身的價值，完成靈性的學習才算是完整的人生。事實上，每個人在天地的眼中都像一座山、一片海那樣的壯闊，只是暫時無法去想像或感受到那樣的境界，如果能清楚且具體的回答與描述自己這輩子來這人世間的目的，那麼就可以理解我所描述的那個境界。

找回與原生家庭的連結

人生動力可以迅速深入地改變一個人的生活與性格，其力道讓世界各地的自然醫學治療師都印象深刻且震撼的關鍵，就是「人生動力療法」是直接從原生家庭與父母關係上著手，因為父母與自己這個鐵三角是最基礎的內在設定，有人又稱之為頭腦、制約、業力、幻象等。

每個靈魂在身體死亡時的心量與能量狀況，會決定下次來地球時的原生家庭狀況，也就是說，你所選擇的父母與前世的能量配組是完全相符的。所以個人要從人生的困境中有所成長，就必須先找出父母和家庭帶給你的影響背後，所代表的真相究竟為何。

我們累世來到地球生活是為了不斷地體驗生命與學習，其中最重要的基礎環境就是由父母構成的原生家庭，我稱之為「地球靈魂學校的小分校」，而這個小分校就是要提供我們這輩子必須學習與克服的功課項目。因為靈魂曾向宇宙總部申請並獲得許可，因此得以投胎到父母組合成的配組裡，成為這個家庭的孩子。

　　能夠認識到此生所需經歷的功課與父母本身的設定有關，是因為認識到父母只是提供了所需要被植入設定的環境，就能感謝父母為自己準備了這樣的人生條件，讓自己得以體驗人生之旅，得到靈魂的學習，因而打開心量、提昇能量，重拾對人生、生命與一切的敬意與愛，真正地感謝天地安排這般的父母讓自己得以重新認識內在的本性。

何謂自己

　　原生家庭中的三位一體「父、母、子」，就是對於「自己」的真正定義。以「自己是父母的孩子」這樣的角度去看自己所做的任何一件事，會發現人生中沒有一件事不是受到父母的影響，所以與父母無形的連結是無法割裂的。從人生動力的個案經驗裡，就可以發現越想與父母決裂與切割的人，人生就會有越多的痛苦、不幸與疾病。

「生命的鐵三角」包括父親、母親與自己，這樣的三角結構是最穩固的（如圖）。如果失去任何一角，就會失去穩固的人生基礎，因為忽視自己是父母的孩子，忘記自己是孩子的父母，也會因此失去自己的定位。人如果能認識到自己的高貴與價值，也一定是因為發現了父母的高貴與價值。

生命的鐵三角

　　現代人常常提到的「自己」，只是在個人主義和資本主義之下，對於自己的認定，視衣服裡、皮膚內的肉體為自己，或是以名字、外表、好惡、血型、子女、財產、種族、權利、名聲等物質條件所構築的自己，但這是被社會集體意識所灌輸的定義，並非生命的原始樣貌。能夠體認到父母與自己是生命的共同體，人生才會有重新蛻變的契機。

生命的鐵三角

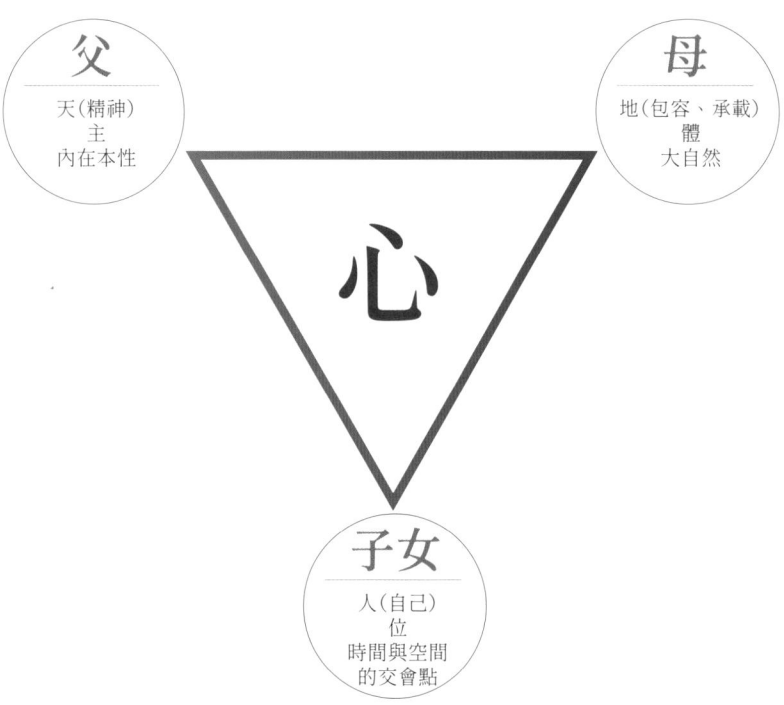

父
天（精神）
主
內在本性

母
地（包容、承載）
體
大自然

心

子女
人（自己）
位
時間與空間
的交會點

記起自己

我的本性是圓滿、光明與神聖的存在

爲了重新體驗我的本性的眞實性

人類中成員之一的我

與其他的生命體

共同決定暫時遺忘這個眞實

與我的本性脫離

然後再嘗試著去歸返這個圓滿、光明與神聖的本性

再者，爲了創造歸返本性的不同路徑

使這個路徑有無窮的變化

我與其他的人類成員

再次地共同決定

對我之外的人類其他成員

將他們視爲我之外的對象

故意忽略人類之爲共同體的一體感

故意視身體與短暫的一生爲眞實的存在

體驗與人類群體斷裂的孤獨感

我以爲自己常常處於死亡的恐懼之中

視別人爲生存的威脅

因此，我又再次決定
在這個將別人視爲生存威脅的幻相中
去對抗與傷害他人
不斷地重複防衛與傷害他人的模式
使自己宛如在沉睡的狀態
在沉睡中不斷地傷害他人
然而有時我完全地放鬆之時
我會憶起我與人類之爲一體的感動

然而我在這個可能迷失本性的
圓滿、光明與神聖的旅程中
我預含了一個強迫自己回到人類的一體感
與內在眞實本性的設計
我又決定讓自己去經歷被我傷害的人
所經歷過的痛苦、不幸與疾病
以體驗被我傷害的人的感覺
與他們所有的受苦過程

因此我成爲了他們
在完整地體驗他人的受苦過程
或是領悟這個靈魂層次的安排之時
我卽時地讓我自己可以
重新再回到人類的一體感之中

屆時到了我累世所有傷害他人的意念、言語與行爲
都已被解除
我卽時地而且穩定地回到人類的一體感之中
我以一個大的存在感存在著
我時時活在感動之中

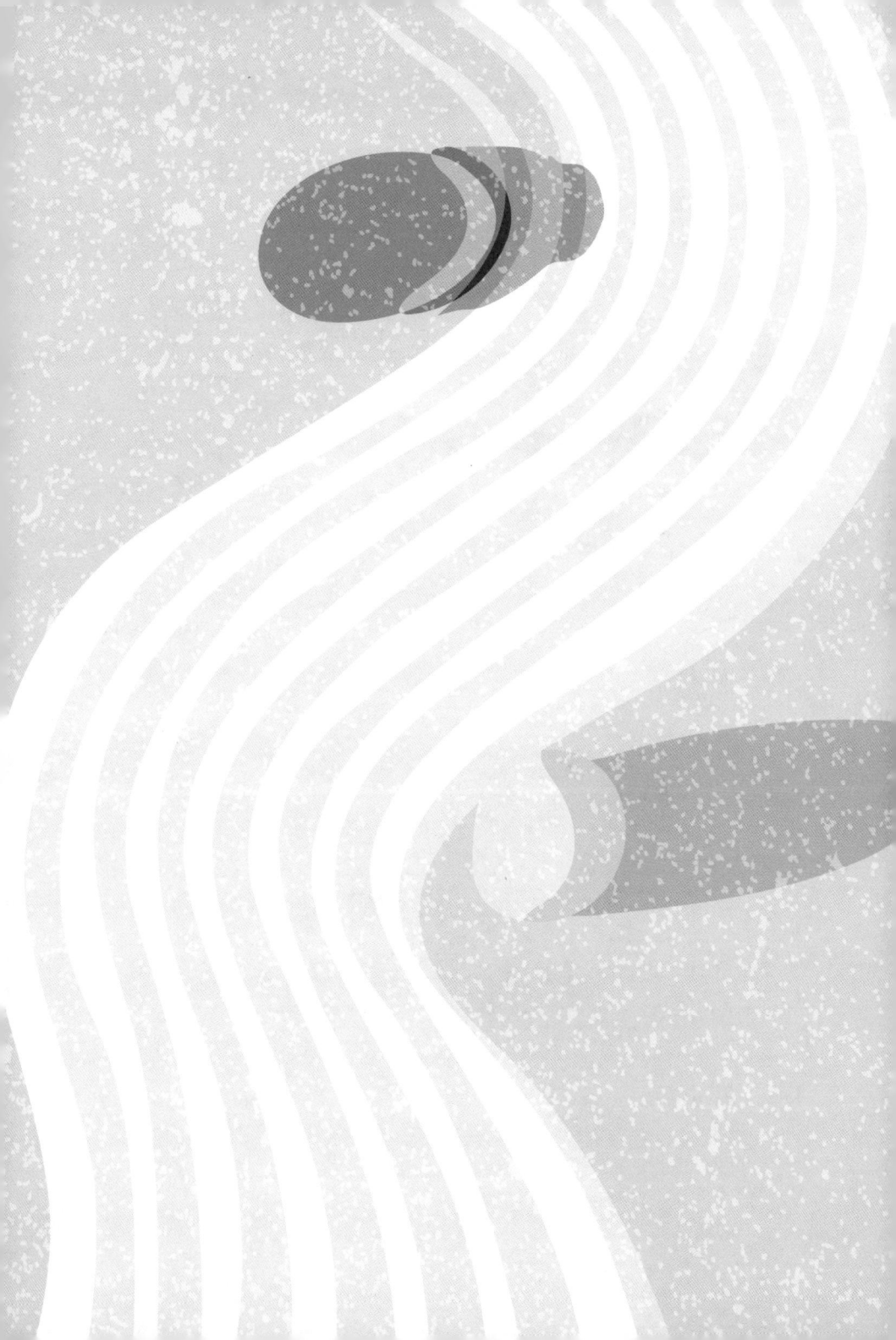

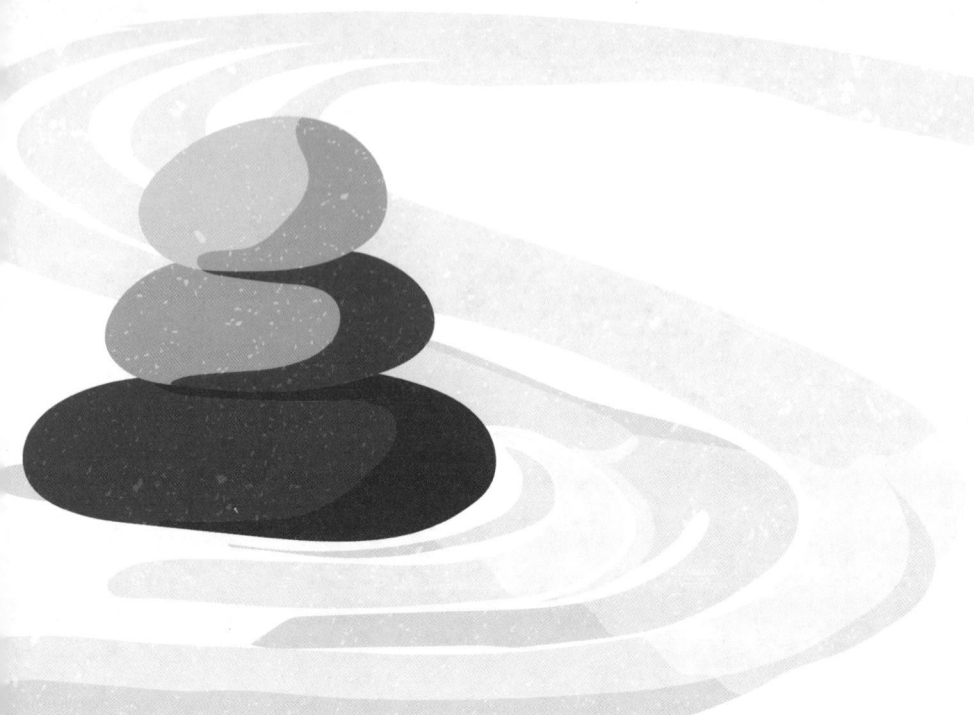

卷四

人生的
十五大課題

我將人生經歷歸納了十五大課題，每個人在這十五大課題裡的創傷比例不同，人生動力療法，能直接進入每個人最深的創傷課題，透過引導，重新經歷創傷情境和宣洩情緒，輔以「法句」清除問題，一如移除生命電腦中的惡意程式設定，讓我們能夠看見創傷底下的黃金，活出人生感動。

第 1 個課題

死亡恐懼

怕死背後，是對生命的熱愛

「死亡恐懼」，這可說是所有創傷的根本設定（Roots
mind settings）：「死亡恐懼是每個人人生中最根本、
基礎的課題，來自於我們與生俱來強大的生存動力。」人為
了生存，可以正面的無所不用其極，也可以負面的無所不用
其極，所以許多創傷由此衍生。

死亡恐懼是所有創傷根本

老天爺給人一個很有趣的設定就是「怕死」，因此人的內
在具有很強大的「求生存」動力，不怕死的人很少，腦袋意志
雖然不怕死，但是潛意識和心裡的情緒，對於生死仍會非常在
意。舉例來說，若曾經歷過意外事故，或遭受很大的生存衝擊
的人，即便目前已經沒有外在的生存危機，卻仍會感受到死亡
的威脅，或是將這一份恐懼衍生到其他恐懼上，就像越戰症候
群，即便戰爭已經停止，卻總是在備戰狀態。

生存壓力會引導和驅使人使用各種方式，讓自己活下去。
當一個人若覺得自己的生存受到壓迫和破壞，可能會選擇正面

的無所不用其極，包括積極、向上、堅持到底、有執行力和意志力；或是選擇負面的無所不用其極，包括殺人、掠獲、搶奪、偷竊等方式進行求生。具體地說，當別人瞧不起你的時候，就是一種生存的壓力，這生存的壓力可能產生不同結果：你瞧不起我，那我做給你看（正面反應）；或是喪志酗酒，導致家庭經濟不濟，老婆要求分手，一氣之下殺了全家再自殺（負面反應）。人生許多創傷由此衍生，死亡恐懼可說是人類各種創傷的基礎和根源。

生存壓力於精卵結合即啓動

活著，就有死亡恐懼。死亡恐懼產生的那一刻，就是當精子與卵子結合、生命開始的那一刻。由於孩子在媽媽肚子內，他不是一個能自主決定行動的個體，取決於父母或外在環境，此時外界任何會威脅到他生存的情況，都會觸發他的恐懼，特別是「要他死」這件事，所產生的創傷最為巨大。

舉例來說，一男一女有了小孩，當其中一方考慮要墮胎、或是雙方只是討論但最後沒有進行，或者彼此發生爭吵衝突，女方差點流產，但最後卻生下來等，不同輕重的狀況，都會讓這個小孩產生不同程度的死亡恐懼創傷；出生後，也會與母親存在某種奇怪關係：孩子會極力爭取母親的認同，卻又同時覺得母親在根源上就想要拋棄或殺害他，長期處於某些恐懼中。

驚、恐情緒呈現腎系統問題

恐懼是「恐」（長期的）和「驚」（突然嚇到的）兩種情緒，和腎系統相關，因此有死亡恐懼創傷的人，通常在脊椎、神經、生殖和泌尿系統上會有問題。因為「害怕被拿掉」的情緒，所以自律神經、交感神經、心跳、血壓和呼吸都會比一般人亢奮和快速，腸胃消化不好，體質較為瘦弱，外表看起來瘦白，容易緊張和受驚嚇，女性還會有經痛、生不出孩子等狀況，這都是有死亡恐懼創傷的典型特徵。

死亡恐懼創傷較少的人，跟他在一起時會覺得他很穩健，穩健地做人生每一件事，一步步實踐完成每個人生階段；而死亡恐懼多的人，你會發現他常常在原地繞圈圈，鬼打牆，可能現在憂鬱症發作了需要躺在家裡，過一陣子又振作起來要找工作，碰了釘子又一蹶不振等，原地踏步。基本上人一生中多少都會碰到這樣的情況，但是有死亡恐懼課題的人，會更加嚴重。

死亡恐懼背後原是對生命的熱愛

法句，就是用一個句子，讓我們看見每一個創傷背後的黃金。由於生命的強度，正是表現在對死亡的恐懼上，因此療癒死亡恐懼的法句為：**「某人」，我跟你們一樣害怕「某事」，來代表我們對生命的熱愛**。在死亡恐懼的課題上，相關人通常

會是父母或祖父母。但使用法句之前，須要先完成創傷療癒，否則可能只會造成創傷情境和情緒被引動出來。透過亂語、說念、能舞等方式，重新經歷情境和宣洩情緒，就能療癒創傷。

當創傷獲得療癒，透過法句協助，就能看見創傷底下的黃金，你會知道死亡恐懼等於生存，而生存背後，是對生命的熱愛！此時熱愛生命就不是來自腦袋轉念的正向思考，而是創傷治癒後所活出的感動，一種由心導引、自然而然產生的正面力量。

「死亡恐懼」是生命體在遭受外在環境挑戰時，自動應對的反應，而生命的強度正是表現在對死亡的恐懼之上。當生命的強度到達顛峰最強之時，通常也是處在生存條件最差、生存競爭最劇烈的時刻，也因此會產生設定，並固著於生存的模式形成了我們所謂的性格與個性。所以要改變一個人的性格，就要從死亡恐懼的法則切入。應用「法句」解除性格的設定，達到性格的轉變。也許有人會說，既然是那麼重要的生存模式，何必放下？你聽過越戰症候群吧，戰爭已經停了，而你總是在備戰狀態。這只會害了自己，也會害了別人……不是嗎？

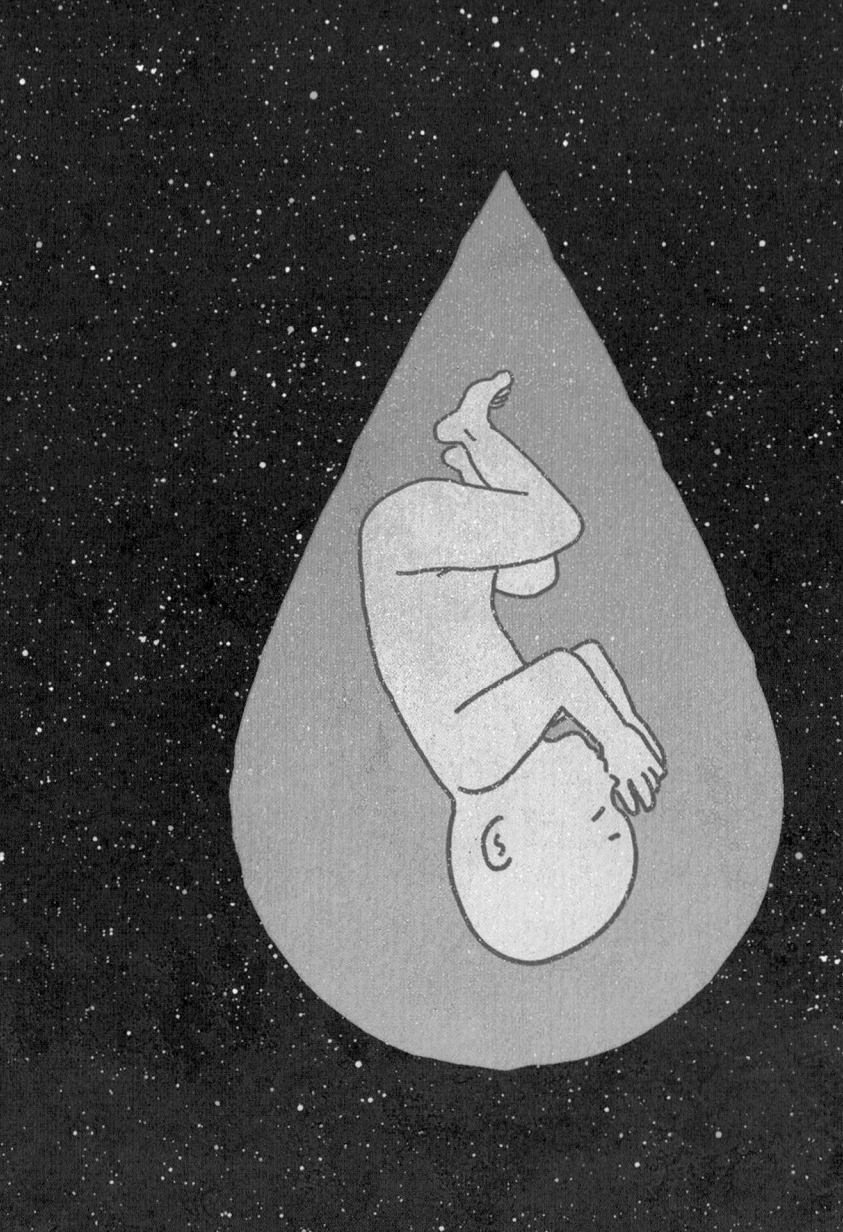

第 2 個課題

胎中設定

胎中設定的創傷，來自母子連心。

感恩你的根源，知道父母已經盡力，就能找回生命的感動和
幸福。

　　孩子在媽媽肚子內，母親所遭遇外界情境和情緒等一切資
訊，無論是快樂或傷痛，統統會被記錄下來。媽媽懷孕時的人
生觀、思想、情緒、創傷、周遭環境等，都會影響孩子，這是
「胎中設定」主要內容。

與媽媽同為一體是胎中設定發生之因

　　卵子從受精開始，直至母親分娩這段期間所產生的設定，
就是「胎中設定」。孩子在母親的子宮裡，靜默地體驗著母親
正經歷的一切，而母親也受著父親、她所愛的男人深切的影
響，有上上下下不同的心情與思想。因為孩子與母親的連結是
如此地深，在那種密不可分的一體感之下，孩子會視母親的一
切為理所當然，視母親任何關於思想、情緒與疾病的發生，為
自己本身的發生，於是建構了潛意識中的情境世界，成為「胎
中設定」。

從精卵結合的那一刻到出生，這段期間都受胎中設定的課題影響，媽媽是最主要關係人，爸爸是次要關係人。由於胎兒一歲前尚未發展出自主意識，沒有「我」的概念，此時他待在媽媽肚裡，和母體之間的連結相當緊密，因此媽媽的思想、情緒、創傷，以及懷孕期間所經歷的症狀和疾病，通通會記錄在他身上，「此時小孩和媽媽不是兩個個體，而是同一個體，小孩就是媽媽身上的一塊肉，媽媽的意識等同於他的意識，他會吸收媽媽和她身邊親近的人的互動內容，包含想法、情緒、體質等。」胎兒與媽媽的一體感，就是「胎中設定」的根本原因。

　　胎兒在母親的身體裡長達十個月，因此與母親有非常緊密的連結，而且這期間的胎兒並沒有「我」的意識，所以凡發生在母親身上的所有事情，胎兒都會視同發生在自己身上一樣。如果此時母親遭遇到失業、身體虛弱、婚姻不幸，又適逢父親過世的打擊產生憂鬱，胎兒便會吸收母親的憂鬱，同時也吸收了母親的體質與波動，因此胎兒長大後就會成為一個憂鬱又體弱多病的人。因此「胎中設定」主要來自母親，次要來自父親，母親會將懷孕時的情緒、想法、體質等記錄給胎兒，形成胎兒一生的命運基礎。

胎中設定形塑孩子一生基本盤

因此，在媽媽肚子裡的這十個月、媽媽這段期間的身心靈狀態，就是每一個人一生的基本盤，孩子會擁有媽媽懷孕期間十個月的所有狀況，這個準確度有時候比算命還要準，看這個媽媽懷胎十月是怎樣，就知道這個小孩之後會怎樣。你只要把家裡兄弟姊妹的性格排列，就會知道父母當初的狀態，就會知道這個家裡發生過什麼事情，包含當時的經濟狀況、生活遭遇和人生挫折等。

舉例來說，我曾問過一個個案，請他描述家中兄弟姐妹從小到大的個性，並且告訴他，這就是他母親從懷第一胎到最後一胎的所有心路歷程的重現。但他覺得我說的有些對，有些不對；例如，他大哥行為端正、奉公守法，他二哥曾是個賭徒，最近才比較收斂，而他並不認為他的父母曾經如此。我請他回去問清楚，後來他告訴我說，他的母親原是富家千金，愛上街頭混混父親，那時父親覺得自己很幸運能娶到母親，因此認真生活奉公守法、品行端正，那時正是母親懷大哥時，但大哥出生後，父親雖仍想要維持好品行過生活，然舊習復發，又開始抽菸、賭博，而母親也在那時懷了二哥。他告訴我，他們家附近沒有賭場，也沒有人賭博，但他二哥卻在二十幾歲的某一天突然就跑去賭博，而那時候的年紀正與他父親又再度賭博的年紀相仿，這就如我說的「胎中設定」。

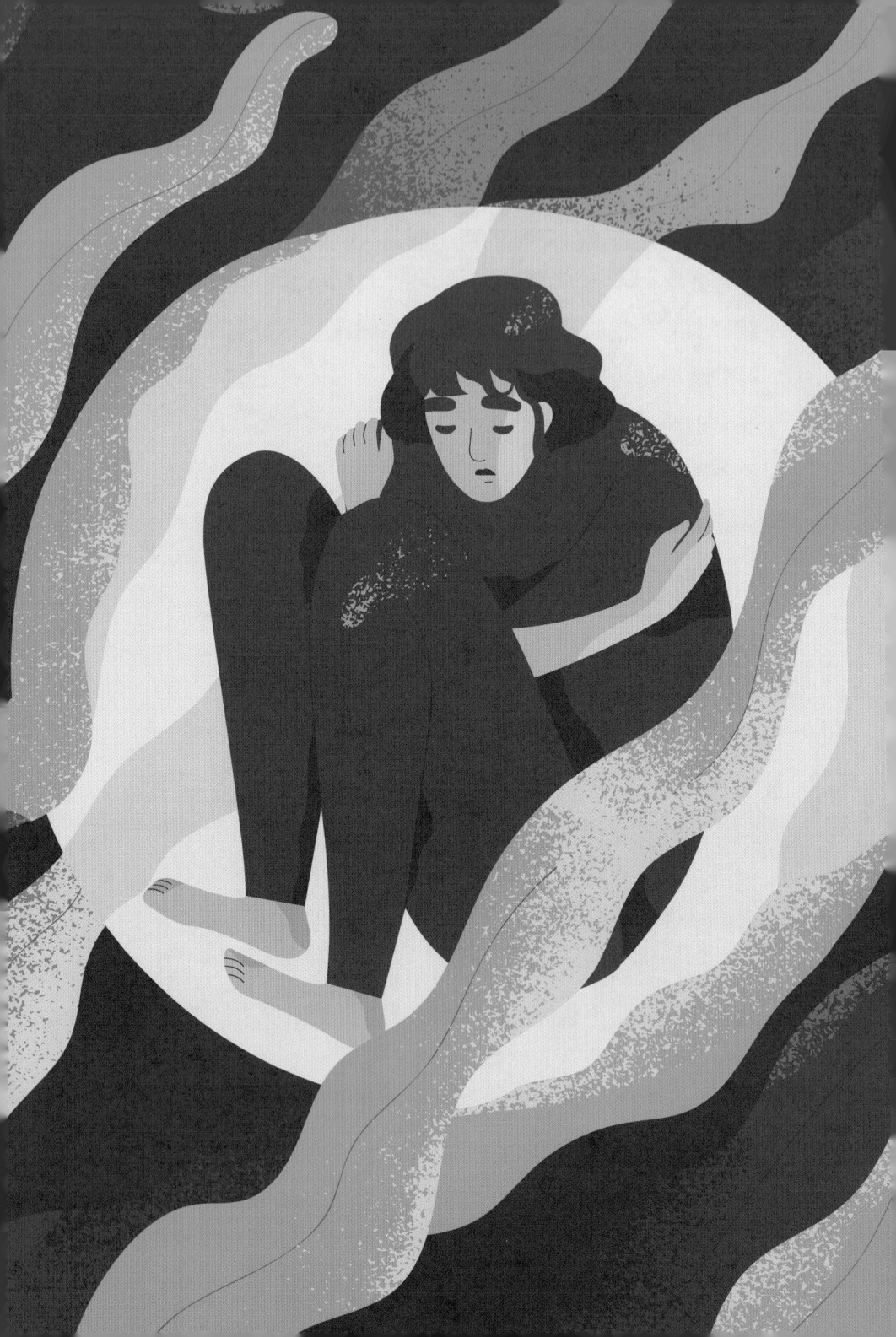

走不出的制約和迴圈來自「胎中設定」

　　「胎中設定」會讓一個人在人生當中，呈現某種特定的氛圍，就像我們說的命運。因此，有「胎中設定」課題的人，特徵是會有非常固定的行為模式，例如走路總是往右邊走、總是要穿黑色的衣服、總是遇到會打她的男人，或總是留不住錢財……這些都和媽媽懷孕的時候有關，可能媽媽懷胎時，就很偏執一定往右邊走、就是喜歡穿黑色的衣服、爸爸賺回家的錢一下子就花光了等。我自己的媽媽懷我時，因為外公過世對她的衝擊很大，持續憂鬱了很久，所以我們家的小孩都有一點輕憂鬱傾向。這些都會變成這個小孩子的基本盤，因此一個人若有一些基本的、命定的、好像走不出迴圈、一直重複發生的制約和固定模式，極有可能都和「胎中設定」有關。

隨著人生課題不斷增加，如後續會提及的「心碎關係」課題，若我治療這個個案時無法解決，通常會回到的「胎中設定」這個課題來幫忙解除，因為感情問題可能是因為當時爸媽的關係已經有更深的設定，一個媽媽為何會選擇這樣的男人？一個女嬰為何會選擇這樣一個家庭誕生？這就可能會需要回到「胎中設定」的課題來解除。人生動力療法基本上就是抽絲剝繭，逐步前往推進解除設定。

「爸爸媽媽已經盡力了」體悟母子連心

人生動力療法對於「胎中設定」的解除方式，是讓媽媽坐在個案後面，感覺自己在媽媽胎內的情境，接著念法句：「**我在媽媽的肚子裡，我感覺到媽媽……**」，或是利用觀想，透過人生動力引導師的指令回到媽媽肚子裡，藉此帶出此階段的課題。若有人認為，都是媽媽害我的、都是媽媽的錯，代表著這個人還沒長大，無法脫離受害者心態，不能自我負責；胎中設定是父母當時的環境造成的，有他們的故事和難處，媽媽當時那麼辛苦，還是把你生下來，你應該覺得感恩。「爸爸跟媽媽已經盡力了」，這是人生動力療法中很重要的一句話。

父母對孩子的愛，是天倫之情，與生俱來的情感，不可能減少，但可能因為外在因素，如父母個人問題、當時原生家庭的問題、社會環境問題等而造成傷害，因此這句話不僅是對父

母說，也是對自己和人生動力引導師們說：「我們都已經盡力了，不需要再有任何苛責。」如果我們可以看見這個創傷課題背後的黃金，就是體會到什麼是母子連心，胎中設定的發生就是在證明母子連心這一件事情。母子連心讓你能重新和父母的關係修好，帶出幸福感，覺得世間充滿溫暖，就像受到母親保護一樣安全。

在一項賓夕法尼亞大學（University of Pennsylvania）針對美國九一一事件所做的研究明確指出：九一一懷孕的倖存者已經將創傷經驗轉移給胎兒！而且就表觀遺傳學顯示，創傷經驗是可以代代相傳的。這項研究發現有數以萬計的人直接暴露在紐約世界貿易中心的攻擊中，其中約有一千七百名孕婦，這些婦女中有些人已呈現創傷後壓力症候群（post-traumatic stress syndrome, PTSD）症狀，且部分孩子承接了他們母親在那一天所經歷的噩夢，不只如此，這些孩子還會將這個遺傳標記傳遞給他們的下一代*。

＊ Yehuda, R et al （2005）. Transgenerational Effects of Posttraumatic Stress Disorder in Babies of Mothers Exposed to the World Trade Center Attacks during Pregnancy. Journal of Clinical Endocrinology & Metabolism, DOI: 10.1210/jc.2005-0550
Yehuda, R et al （2009）. Gene Expression Patterns Associated with Posttraumatic Stress Disorder Following Exposure to the World Trade Center Attacks. Biological Psychiatry, DOI: 10.1016/

「胎中設定」所呈現的方式，是會讓人覺得人生有種特定的氛圍，就如同我們常說的「命」。因此，解除胎中設定，就是要擺脫人生中某種奇特的氛圍，如果母親懷孕之時，陷入深沉的憂鬱，那麼孩子一生的基調就是憂鬱的命運；如果母親懷孕時身體非常虛弱，那麼孩子一生的體質就也會非常虛弱。

「胎中設定」決定了一生的基礎，包括健康、情緒、金錢、關係、婚姻……等，所以胎中設定是很根本的設定，許多無法改變的命運或氛圍，都可以透過解除胎中設定，來改變命運。

在靈魂的層次上，這個課題是為了幫助我們體會母親的感覺與經驗，並且由此證明與母親之間心與心的合一、相連以及一體感。

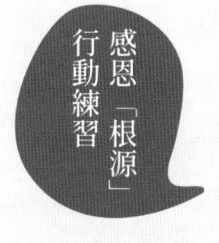

生命的鐵三角就是「爸爸、媽媽、我」，由這三個組成的才是真正的我。要成為一個完整真實的自己，而不是擴張自我、執著「我」的概念的話，一定要跟父母連結，回到「與父母同心」的狀態裡。可以在每天早上和父母請安鞠躬，若是父母不在了，也可以利用相片或觀想的儀式進行。

鞠躬意味著你對你的根源感恩，就是真心感謝父母讓你重新認識自己內在的本性，那根源也是你自己。儘管每個人對父母有深淺不一的情緒，有些人可能很難做到，但透過「鞠躬」，能讓你重新紮根，擴大存在感，一如連結天父地母的穩固力量，比以前更真實的活在這個世界上。

靈魂伴侶

感謝靈魂夥伴的愛與傷。

每個人都有多寡不一的靈魂夥伴，壞的靈魂夥伴也許嚴格，就過程而言是來懲罰你，但以終點來說，是來成就你人生藍圖計畫，協助你完成此生功課。

　　一個人從投胎到出生，除要面對伴隨生命而來的死亡恐懼，以及經歷來自現世媽媽和環境給你的好壞設定外，也會重新與過去和前世連結，根據自己累世的業力和今生設定的課題，帶來好壞不一的靈魂夥伴，這也就是人生的第三大課題。

　　好壞靈魂夥伴投胎那一刻與你同處靈魂夥伴會出現的時機點，是在受精的那一刻。當父母的精卵結合，一個靈魂正要進入受精卵之前，會有與你密切相關的無形貴人和冤親債主，包括過去你曾幫助和你曾背叛、殺過的人等，祂們會共同聚齊來到，與你同處在那個空間中。我們在投胎的時候會帶來前世的課題，包括前世累積下的智慧、福報和債務等，也就是佛家說的「業」，這不僅影響你此生所設定的人生藍圖計畫，也會吸引帶來與此計畫相關的靈魂夥伴。

精神分裂和多重人格肇因於不好的靈魂夥伴

貴人型、好的靈魂夥伴會伴隨在你四周,與你身體的五行經絡相容,在你人生某個機緣中給你幫助;但不好的靈魂夥伴,除了像是一條不斷與你牽連糾葛的無形鎖鏈,更嚴重的,還會進入你的體內,成為一個潛伏在你意識中的種子,以次人格的方式存在著,並在你未來家庭和成長環境中引動出創傷,讓人格外顯出來。輕微的次人格會導致人精神分裂,但嚴重的話,一個人會呈現出多重人格的症狀,就像二十四個比利。

為何不好的靈魂夥伴會附身,帶來如此巨大的影響?因為通常不好的冤親債主夥伴,都與死亡課題相關。若過去造成另一生命的死亡,是全宇宙最重的罪,祂會在你在此生的意識中,形成一個黑洞,型塑一股不斷將你往地心深處下拉的力量,讓你經常感覺生命相當沉重,企圖引起你的死亡意願。

舉例來說,前世一個女人為你自殺,如果你沒有愧待她,她只是跟人家爭寵反應劇烈,那問題就不大;但如果你欺騙人家的感情,那就會很嚴重,可能在你青少年情竇初開時,次人格就會開始創造類似的案件來顯現,讓你感情不順,例如讓你相應到一個女生,最後背叛你,讓你產生想要自殺的念頭。尤其有些人自殺時,甚至會聽到有聲音告訴你:跳啊、跳啊,跳下去什麼都解決了。這是自殺者經常會聽到的話語,因為祂就

在你的意識中。

靈魂夥伴根源累世，人生最難解課題之一

　　我們一般人是有多重聲音在自己體內，但多重人格是可以明顯感受到自己目前這個人格是男的、女的、老的、少的、幾歲、外觀大概是怎樣，因為內在已經住了一個人了。有精神分裂和多重人格問題的人，不見得佔少數，只是輕微和嚴重的區別。若要處理次人格的問題，就要回到「靈魂夥伴」這個課題，但這也是人生動力十五大課題中，最複雜難解的一塊。我在比利時有一個精神分裂的個案，他個性古怪難以相處，連和一般人講話都有困難，無法工作，幫他解除設定時，發現他體內總共有五個人，進行兩場人生動力排列才全部送走。

　　在靈魂夥伴課題上，並沒有固定可以解除設定的法句，且通常與累世和前世相關，根源很深，除了需要看時機狀況解除，也會需要進行多次，嚴重的話，還必須進入其他層面的課題（包含現世家庭、懷孕、祖先和前世共四個層面），穿插做解除，是否能順利完成，除了個人意願，還要老天爺也願意開啟管道幫忙。

從同死中和解，重獲內在統一與平靜

　　若狀況輕微的話，通常透過人生動力的創傷療癒三階段：

真相大白、一起死和送入光中。真相大白，就是處理創傷的情境，透過「重複經歷」和「角色互換」方式，回到當時的狀況，用對方的角度、不同的立場來看整件事情；一起死，則是處理創傷的情緒，透過模擬一起走向死亡，讓情緒得到宣洩。如此就能順利將次人格送走。「一起死亡」的用意在於，當人還活著的時候，要跟自己的仇人和解是很困難的，但在死亡時卻是有可能和解的，因為死亡本身就是進入沒有形體分隔的一體兩面，冤親債主可以在短時間內完成祂的課題。

我另一個也是有人格問題的個案，解除過程中發現，他前幾世是原住民和戰士，殺了很多人，解除後他現在很快樂，變

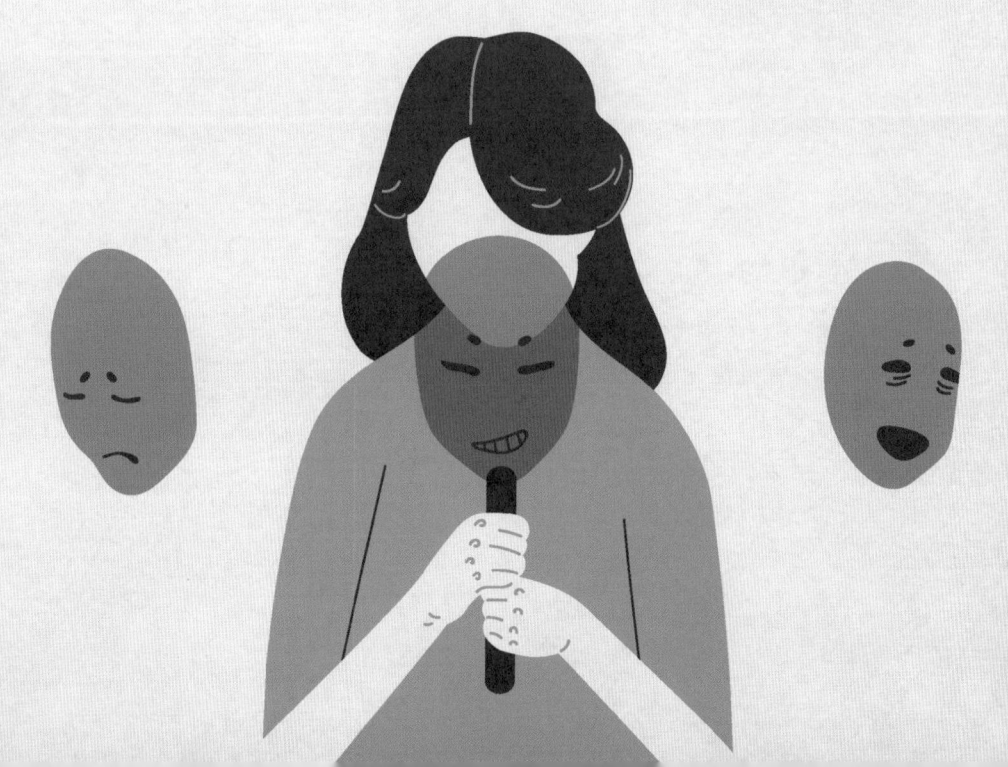

得非常聰明，整個人都改變了，也比很多人都還有靈性和智慧。當有靈魂夥伴課題的人在解決除設定後，他會感到放鬆平靜，內在感覺獲得統一，也比較容易快樂。當靈魂改變，外在一切都會跟著改變。

人生動力療法就像搭電梯，將有些需要三輩子才到達頂樓的課題，濃縮到一至兩個小時，讓你快速並完全地經歷那些過程，減少其間受難痛苦。而每個人的人生藍圖計畫就像一株植物，需要陽光空氣水，也會經歷摧殘裁剪，以便讓你更為強壯。壞的靈魂夥伴也許嚴格，就過程而言是來懲罰你，但以終點來說，都是來成就你人生藍圖計畫，協助你完成此生的功課。

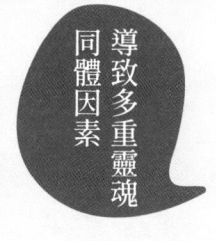

Q 導致多重靈魂同體因素

　　導致一個肉體擁有多重靈魂，不只肇因於靈魂夥伴，也會發生在當「同卵雙胞」或「異卵雙胞」的死亡時。像是現在的人工受孕，可能一次受孕四個胚胎，但檢驗後減掉三個，這三個靈魂就會跑到留下來的那一個人身上；或是媽媽在生你的前一胎，有過墮胎、懷孕過程中成為死胎、自然流產、人工減胎等經驗，先前哥哥或姊姊的靈魂，也會留在下一胎的身上。

　　這樣誕生下來的人，第一個特點就是，通常在男女的性別上不太明顯，因為他的靈魂有男有女，可能會有雙性戀或同性戀的傾向；而第二個特點就是會很聰明，因為他是好幾個靈魂聚在一起的，但也會覺得自己內在常常沒有辦法統合。

第 4 個課題

同胞多胎

胎兒在媽媽肚子裡,儘管尚未有意識,但若親密的同胞或多胎手足死了,會留下不被知道的創傷印記,讓人終其一生只想尋找靈魂伴侶,在親密關係裡永遠無法獲得滿足。

胎中親密同體,同胞手足是另一個自己

同胞多胎的發生,來自於自然或人工因素,自然的可能是媽媽一次釋出多顆卵子,產生多胞等或是一個受精卵分裂變成兩個受精卵;而人工的就是試管受孕。「同胞多胎」課題和「胎中設定」課題的概念一樣,孩子不只和媽媽同體,也和他的兄弟姊妹同體,擁有緊密深刻的連結,因為同胞多胎是長期在一個很擠的環境裡、一起經歷十個月的親密感,這種親密感是相當深的。

同胞多胎也類似靈魂夥伴的課題,若有同胞的兄弟姊妹因為自然或人工因素死亡,這個孩子也會攜帶著他的靈魂,緊密性和影響性更甚於「我身體裡有另外一個人」的靈魂夥伴,而是「我就是兩個人」──他們就是另外一個自己。

同胞多胎手足，影響感情模式和性向

當同胞多胎其中一個或幾個，因為自然流產、人工減胎或臍帶繞頸等因素死亡後，對存留下來的孩子而言，就好像是失去了另外一個自己。在如此情況下出生的孩子，感情上就會一直在找世界上跟他一樣的人，永遠想要找到，但卻怎麼也找不到，變成一種挫敗。

假若是一男一女的異卵雙胞，一方死亡，另一方就會覺得天下有一個白馬王子或白雪公主一直在等著他，所以一直在尋找真命天子、靈魂伴侶等，儘管目前身邊的另一伴，可能已經很完美或是對他很好了，但內心深處總覺得這個不是對的人。事實上他在找的那個人，就是在肚子裡和他同胞或多胎的那一位。

若是兩個同胞多胎的靈魂都是男性，一方死亡，他的感情性向就會變成同性戀，因為同胞多胎在那個緊密的關係裡，是一種比愛情強度高出許多倍的連結與親密狀態，若是同胞多胎的靈魂有男有女死亡，就會變成雙性戀。也由於這個孩子擁有多個靈魂，因此通常有同胞多胎課題的人，都相當聰明，常常也是天才，等於有兩個或多個靈魂在運作，功能比較強大，就像許多設計師的性向沒有那麼明確，但卻很聰明。

性偏差與難產來自子宮內的同死意願

　　有同胞多胎課題的人，顯現的特徵不只是情感模式和性向不同，更包括男性可能出現性偏差、性上癮或是女性有難產等狀況發生。當同胞和多胞死了以後，會讓這個活下來的孩子產生死亡意願——我想要回到子宮裡，跟我這個同胞多胎的手足一起死去。

　　若這個孩子是男性，他便會透過性行為，企圖重回子宮得到快感和死亡，因為高潮本身就是一種類似死亡的過程，有這個課題的男性會嘗試所有的能量回到子宮裡，總是想要在子宮裡一起死去，所以衍生出性上癮或性偏差的問題；若是女性的話，可能她表意識會想要避孕，但潛意識卻要懷孕，而懷孕後，潛意識也會希望與腹中孩子一同死去，因此產生懷孕中種種困難、疾病、及生產中難產等狀況，這一切背後，都只是因為想重回子宮，和失去的同胞再次連結。

與手足重新經歷死亡，圓滿生命的缺口

　　在人生動力療法裡，創傷療癒分為三階段：真相大白、一起死和送入光中。真相大白，就是處理創傷的情境，透過「重複經歷」和「角色互換」方式，回到當時的狀況，用對方的角度、不同的立場來看整件事情；一起死，則是處理創傷的情緒，透過模擬一起走向死亡，讓情緒得到宣洩。當同胞多胎的

手足死了，會讓活下來的孩子產生死亡意願——我想要回到子宮裡，跟我這個同胞多胎的手足一起死去。

　　處理同胞多胎課題和胎中設定一樣，若在動力能量場上發現有此課題，會請一位學員代表媽媽，讓他躺在媽媽前面，再把一個、兩個或是多個死胎排上來，完成他們一起死去的意願，當兩人或多人從死亡中獲得寂靜後，再將他們一起送入光中。

　　這個課題比較難解的部分在於，可能這個人會不想要他的同胞進入光中，因為捨不得，所以他們「一起死」的時間要夠長才行。透過人生動力療癒法，如今我們得以與從未謀面的手足再次連結和告別，圓滿靈魂的缺口。

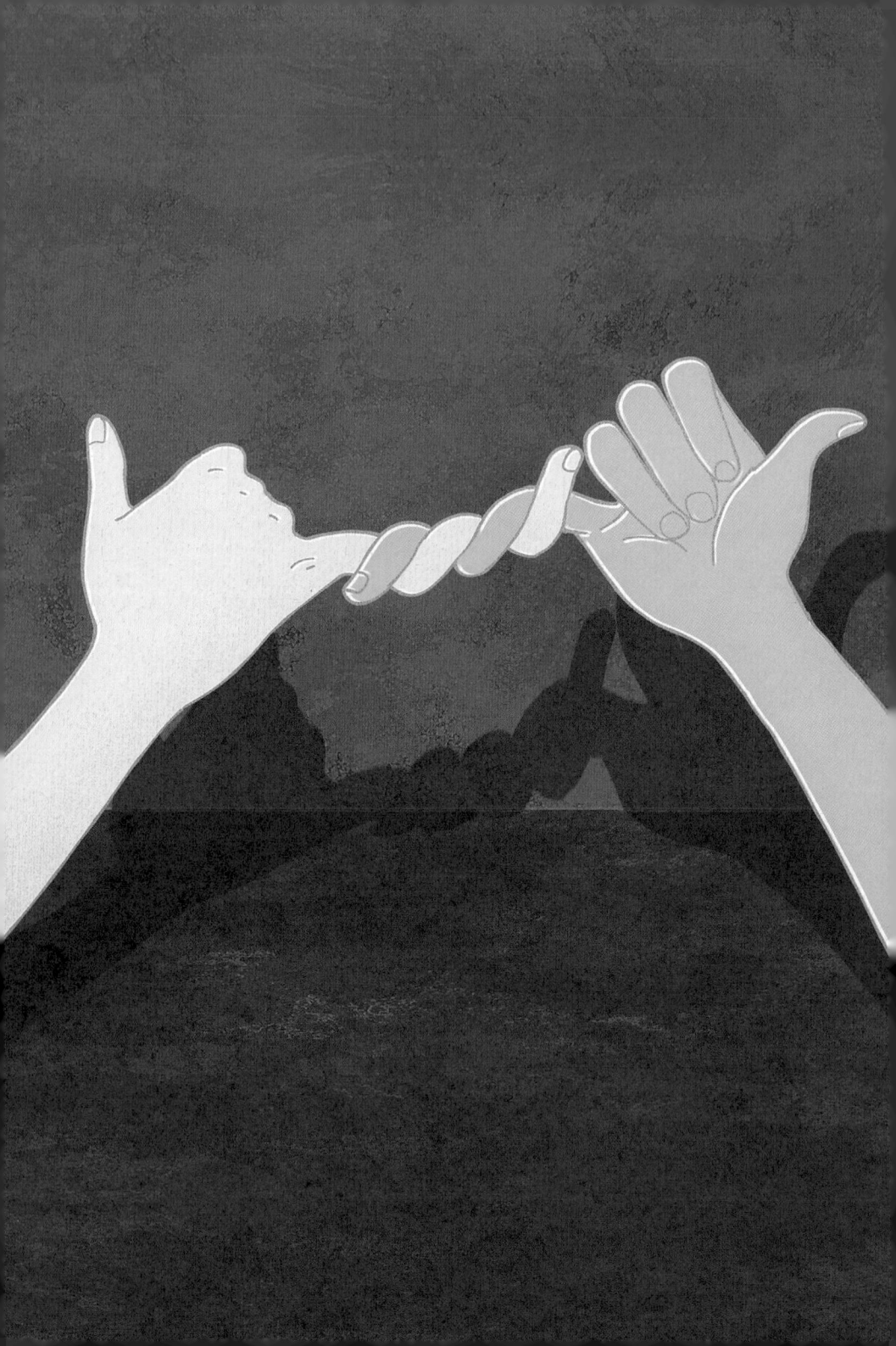

除非此人的業力真的很大，冤親債主才會成為你的同胞多胎，趁你待在子宮的時候，隨後進入把你搞一陣子，讓你身體變得非常差，或是讓子宮的環境變得不好後，再離開。

若是冤親債主入胎，基本上都是有安排的。舉例來說，一男一女的雙胞胎，通常男的會比較認同媽媽，女的則會比較認同爸爸，但剛好媽媽在懷孕時，與先生的感情不好，這對雙胞胎可能就會替代父母，反過來討厭彼此。

雙胞胎在基因上會遺傳，另外也很有可能的狀況是，祖先裡可能曾有兩個兄弟有過節，加上若有死亡事件發生，就會變成家族裡的一個黑洞，讓兩人往後投胎變成雙胞胎，或許兩人小時候可能不會有狀況，但是長大後就會有顯化的創傷事件，誘發他們的敵對關係。長大後的雙胞胎若不合，在人生動力療法上，會建議回到「祖先」和「前世」的部分做治療，因為這就不是同胞多胎的問題，而是比較牽涉祖先層次的問題。

第 5 個課題

平衡父母

距離無法阻隔我們相連 —— 平衡父母內在壓抑的一切。

六歲之前的小孩,如果哭不停,常發燒生病,或是出現一些不可理解的生理狀況與失控行為,也許可以透過「平衡父母」議題,尋求改變。

基因螺旋有天線特性,幼兒能感知父母並試圖平衡

靈魂在受精卵形成的那一刻起,就已經與父親、母親形成一個完整的鐵三角。父母在孩子出生後到六歲前的照養過程中,可以觀察到「平衡父母」的現象。

我曾經遇到一個「平衡父母」個案,太太懷孕時,先生去大陸工作,她一起去先生公司幫忙。生產後,白天她把孩子托給保姆照顧,晚上保姆都會回報今天帶小孩時發生了什麼事。一段時間後太太發現,每次寶寶哭很大聲的時間點,都是她跟先生在公司吵架吵很凶的時候。留心觀察一陣子,孩子在保姆家哭的時間,果然與她跟先生發生爭執的時間完全相同。父母遠在公司,孩子在保姆家,一樣可以感受到父母的情緒。

孩子跟父母的表情動作相像，不只因近距離相處耳濡目染，更以天線的方式連結而來。人生動力有個概念是父母子的生命鐵三角。基因本身的螺旋就具有天線特性，所以幼兒發生的任何一件事情，出發點都與父母一起。這種天線現象是孩子潛意識感知父母發生的一切，就是我講的「平衡父母」。

　　舉個例子，「爸爸有暴力傾向，媽媽受委屈，但一哭就被打罵，最後想哭也不敢哭，這個時候小孩子就會去代替母親，經常無緣由大哭，怎麼哄都沒用，去醫院檢查身體也沒問題。或是因為母親長期被家暴，內心想要反抗又不敢，這個小孩就會常常打人，或打別的小孩。小孩子會去平衡父母壓抑的情緒行為想法，並且表現出來，這種現象大概會維持到六歲之前，幾乎所有小孩子不明原因的哭鬧，都可以用「平衡父母」去找到根本原因。

潛意識接收替代，無處宣洩無法執行的殺意

嬰幼兒不像成人有日常意識。所謂的日常意識就是：我叫什麼名字、在哪工作、在哪念書、家人是誰、同事是誰⋯⋯成人有一套邏輯思考，這叫做日常意識。在我們睡覺前跟醒來後的時間，是靠日常意識在運作，小孩子的日常意識沒有這麼強，很多的行為都在呈現父母現在的日常狀態。

六歲前的孩子接收父母的情緒行為想法，又沒有成人的日常意識能去壓抑，就會直接顯現出來。夫妻關係往往越愛就越恨。越親近，對方某些固執習性就越氣，越無法忍受，長年積壓產生所謂的「殺意」。雖然大部分的人並沒有將這個意圖表現出來，但意念會被小孩子接收，潛意識想去代替母親執行。然而親子是一個鐵三角，父母對孩子而言是像天與地一樣的整體，孩子的潛意識一方面想代替媽媽殺了爸爸，但是另一方面潛意識也證明人性本善，絕大多數的孩子下不了手，只好轉為傷害自己，這是很多自體免疫疾病背後的原因。

自體免疫系統疾病，就是自己攻擊自己。很多殺意的傳遞，例如家族裡有某人對另外一個家人有殺意，最小的孩子就會承接到，接著表現在自體免疫疾病上。自體免疫系統疾病是「平衡父母」裡最極端的表現方式。

「平衡父母」議題通常發生在小小孩身上，所以要請父母講「法句」，大家都很熟悉零極限的四句話：「**我愛你，謝謝你，對不起，請原諒我**」。通常是媽媽帶孩子來，我們就請媽媽講「**孩子，我愛你，謝謝你，對不起，請原諒我，你代替我表達我對你父親的委屈、悲傷、憤怒……來平衡我們。**」

　　懂得並瞭解這個真相後，改變就會發生。真相點出後，會產生一個情緒撞擊點，媽媽可以開始流露她真實的情緒；而正視真相之後，人就會開始做調整。背後運作的原理，是法句對真相的撞擊，引導情緒出來，當情緒完整表達之後，很多內在隱藏的創傷，就可以減輕或消除。

　　創傷的組成是情緒加情境，人生很多悲劇，就是兩個人的創傷互相撞擊，所以引發很多痛苦不幸與疾病，我要強調，創傷有時是一個接著一個像鎖鏈一樣。如果這個創傷不大，才適合用法句去減輕或消除。情緒宣洩完之後，影像、聲音、顏色這些情境，都會淡化，創傷就可以被穿越。這是許多媽媽面臨小孩帶不動，或帶得很辛苦的時候，還有包含小孩子生病，常常莫名其妙發燒，都是很好的切入點去平衡。我相信，有覺知的父母，如果在遇到「平衡父母」課題時，就先幫孩子處理完畢，孩子未來的成長過程，一定也會比較順利。

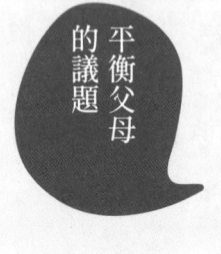

平衡父母
的議題

人生動力的三大解決問題方向：痛苦、疾病、不幸。怎麼區別痛苦與不幸？痛苦是情緒，不幸是意外，這三個項目背後都是創傷，都是情境與情緒。什麼樣的狀況可以來處理「平衡父母」？舉凡小孩子會講話、表達自己之前，重複發生的、不明原因的痛苦、不幸、疾病，包含意外，都在這個課題裡面。

先天性的問題部分會牽涉到基因，這跟祖先有關係，例如父母都深度近視，小孩生下來深度近視的機率就很大，這是遺傳，遺傳能不能改變，在人生動力的觀察裡，可以減輕它的併發症，但是要調整到基因層次，人生動力做完之後，調整可能出現在下一代，這一代還是要承受基因帶來的問題。

第 6 個課題

愚 愛 替 代

愚蠢的愛替代不了痛——尊重父母選擇的命運。

父母雙方如果能夠彼此尊重，給彼此空間，允許對方完整地
表達情緒，創造一段美妙的距離，小孩子就不容易產生「愚
愛替代」課題，健康成長。

同心邏輯的替代，只能帶來部分安慰

我們出生之後，除了「平衡父母」以外，還有另外一個機
制會跟著「平衡父母」一起在孩子身上啟動，那就是「愚愛替
代」，也就是子女用潛意識愚笨地想去替代的痛苦、不幸與疾
病，以表達對父母的愛。它啟動於孩子約一歲左右，而且可能
會持續下去直到父母過世為止。

孩子會有一個傾向，一種同心的邏輯：「媽媽（爸爸），
我幫你痛苦、不幸、疾病，你就會比較好，我的命給你就
會……」但這個同心邏輯無法減輕父母的痛苦，某部分也許可
以帶來安慰，但是有限。父母有他們的創傷痛苦與各自的成長
史，這部分孩子無法替代，頂多在情緒或創傷的情境上去分

享。而這個分享是個兩面刃，一方面父母得到同情，但是另一方面，小孩子把父母的痛苦烙印到自己的腦海裡，形成另外一個創傷，所以這是我們把這種行為稱為「愚愛替代」的原因。

這樣的案例非常多，尤其常見於東方女性，包含媽媽在家裡的地位、受的委屈、曾遭受的暴力，或是經濟的困難，還有帶孩子的辛苦，舉凡所有這類事件，女兒都會產生替代心理，影響到日後自己的婚姻生活，甚至是為人母後的狀態表現。

施暴者與受害者：不成熟的父母人格表現

「愚愛替代」發生的時期，在孩子一歲建立自我意識之後，到青少年之前。小孩子從胚胎期就會開始抓取父母的情緒，而且是有天線的抓，小孩子不一定要親臨現場才能感受到父母的情緒，所以父母把自己的情緒處理好非常重要。父母搞不定自己，小孩都會受苦，但「愚愛替代」的課題往往成人之後才會發現，多半在做個案時會被追溯出來，比較多是女性投射了媽媽的情緒，例如悲傷委屈。這類個案在跟母親相處時，有兩種形式的狀態，分為單純型跟複雜型，單純型是覺得媽媽好可憐，複雜型不但覺得媽媽可憐，還會去替代父親的角色。

父母人格比較不成熟的家庭中，會產生「施暴者」跟「受害者」兩種角色，我們通常以為男人是會動手的一方，但這是

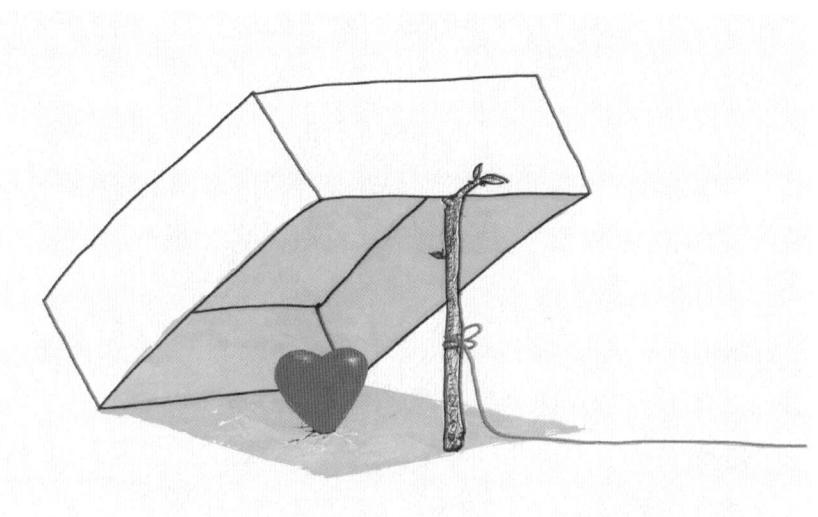

看得到的家暴狀況。在看不到的情況下，有些家庭也在呈現隱形的控制，這種控制也是不健全，例如，媽媽一天到晚監控父親，就是經常可以看見的家庭狀況。

在「愚愛替代」中，小孩子也會接收父親的情緒和委屈。在受害者與施暴者這種不健全的家庭結構中成長的小孩子，常常會產生「愚愛替代」的現象，小孩子對母親的情結就很複雜，不但會去替代母親的悲傷，還會替代到母親對父親的憤怒，以及父親的委屈，是種愛恨交織的複雜情緒。

愛恨交織進退失據，沒有維持美妙的距離
東方女性跟母親的關係，很容易出現「愚愛替代」的議題，一方面恨媽媽，一方面愛媽媽，一方面想照顧媽媽，一方面想逃

走。人跟人之間，敬跟愛要處理好。愛，是我涉入你的生命；敬，是我從你的生命抽離出來，這個進與出的拿捏需要智慧，如果只出不進，那就很冷淡，而涉入太深就會陷入瘋狂。

　　東方家庭的問題是缺少距離，西方家庭的問題則是距離太遠，都會形成拿捏失方寸。所謂中道，不是你加我再除二。中，是一根旗桿上面有一面旗子，風往哪吹旗子往哪飄，但旗桿永遠在原地，這就是中，所以要在堅守原則的同時保有彈性，東方家庭的問題，大部分在於沒有產生一個美妙的距離。

　　愚愛替代的法句很簡單，先以：「**媽媽（爸爸），我跟你一樣，**」開場，接著舉例：「**選了一個會打女人的男人作為伴侶，來代表我對你的愛，**」或是「**媽媽，我跟你一樣長期咳嗽不會好，來代表我對你的愛。**」用這個法句去把創傷跟情緒帶出來，重複講，講到自己沒情緒為止。

人生難免遺憾，自己的成長自己面對

　　爸爸媽媽跟孩子之間的關係，撇開解不解人生動力的問題，至少當你在痛苦的時候，你要告訴孩子，這是媽媽爸爸自己成長必須面對的痛苦，你把自己過好，因為你沒有辦法代替我們，就像你去學校要面對老師同學與課業，這些事情你必須自己面對，我也沒有辦法代替你是一樣的道理，這個態度必須出來，小孩子絕對能夠接受到。我自己也是用這樣的態度面對孩子。

大部分父母會希望自己人生的遺憾與悲劇，不要發生在孩子身上，但越刻意去避免，就越加重情境與情緒，有時候父母無法放手也是很嚴重的問題。我們以為自己給孩子的東西一定要最好，但卻忽略了這些經歷不一定是不好，所以兩代之間，要重新去思考什麼是對孩子好，「己所欲，施於人」這句話是有問題的，「己所不欲，勿施於人」問題比較少一點。

　　為人父母有幾個內在的心理建設必須要做好。第一，你的成長要靠自己，這是帶給家人、伴侶、孩子，最好的禮物，至少你不會造成他們太大的負擔。第二個重要的心理建設，是不要對自己和孩子太過苛求，要求非得如何，我一定要賺多少錢，孩子一定要讀哪所學校……人生短短，不用把自己逼太緊。

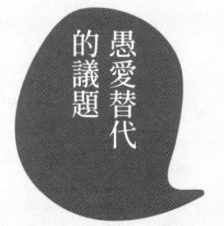
愚愛替代的議題

「愚愛替代」這個機制是慈悲心的變形，因為子女能量不足或是智慧不夠，因而從慈悲心轉變成受苦的形式。

慈悲必須基於對他人自由意願的尊重，而子女必須對父母所選擇的命運，予以尊重。這種尊重通常很難做得到，例如父母選擇受苦的話，但是如果不尊重，父母與子女之間的糾結就會加深，子女想幫助父母的心反而會讓彼此更加受苦。子女可以不贊同父母對待自己的方式，但是基於對父母的敬意，子女應尊重父母對於他們人生命運的選擇。

第 7 個課題

親 子 錯 位

把位置還給父母。

親子錯位有兩種：一種是孩子成為父母；一種是父母成為孩子的情人。當父母不能承擔自己時，孩子就會去承擔，這是出於孩子對於父母的愛。

　　「親子錯位」課題，啟動於孩子開始比較清楚知道自己的性別，也有某些自主行為能力的時候，大約是在十歲以後。什麼是「親子錯位」？「親子錯位」有兩種：一種是孩子成為父母；一種是父母成為孩子的情人。

孩子錯位成爲父母，承擔無盡責任無法快樂

　　孩子錯位，成為父母的父母，這樣的狀況通常發生於父母本身的功能不良，例如父母本身吸毒、失業、幼稚不願承擔責任、孩子生了不養，或是媽媽常常被爸爸家暴等，變得很可憐又不想改變自己的人生處境，小孩子到了一個年紀，就會反過來轉為去照顧父母。

這種狀況可以很嚴重也可以很輕微，嚴重的話可能是父母整個癱掉了，連生活起居都有問題；輕微的話則是心裡面的替代和依賴，例如：媽媽經常抱怨給孩子聽，孩子要當他的傾聽者，聽她倒垃圾，這也是一種錯位。這樣替代和錯位的孩子會被迫早熟，去承擔家裡很現實的負擔，甚至是幫忙去顧攤子、負擔家計家務等，覺得人生是無盡的責任，不奢望自己有玩樂的機會，不快樂也不容易快樂，責任感很重，這尤其會發生在長子或長女身上。

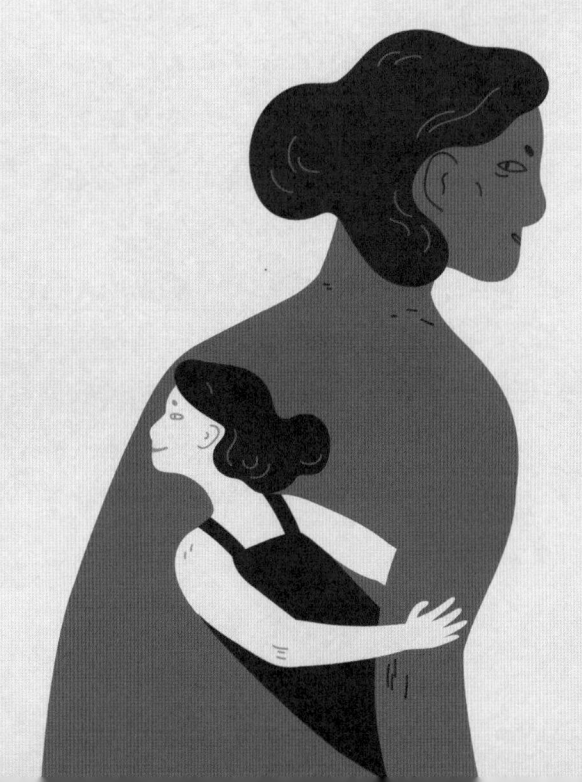

父母錯位成為情人，阻礙孩子兩性關係發展

父母錯位成為孩子的情人，包括媽媽成為兒子的情人，或是爸爸成為女兒的情人。媽媽成為兒子的情人，這樣的狀況會發生於媽媽是寡母，或是夫妻感情不睦、先生經常不在家，離婚分居等類寡母狀態。若媽媽在情愛、情欲中受傷，她沒有跨出去或是去面對這個功課，就會轉向自己的孩子尋找替代和依賴，若孩子還小尚未成熟，就很容易被影響形成錯位關係。

這種狀況不一定只發生在獨子身上，可能家裡有好幾個兒子，媽媽選擇其中一個。這也是兒子無法有其他感情關係的根本原因；因為任何兒子想要在一起的女孩子，基本上都會被他媽媽直接或暗地間接趕跑，即便兒子心中無奈，但也會坐視這樣的情況發生，畢竟他和媽媽的依存關係太久了。這個潛藏的變形狀況也很多，例如說先生和太太雖然有孩子，但分居無法住一起，感情不太好，都是親子錯位所產生的問題。

而爸爸成為女兒的情人、女兒取代媽媽成為爸爸的情人，這個狀況也同樣會發生於媽媽缺席時。「輕微的情況，女兒可能會沒有交男朋友、很照顧爸爸，或是跟媽媽搶爸爸，母女之間的關係就會很緊張；比較嚴重的情況，就像我曾在德國遇到的一個個案，爸爸把自己的女兒都當情人，還有不正常的性關係，女兒彼此之間甚至還會爭寵。

父母精神力薄弱，孩子出於愛就替代承擔

親子錯位的課題，關乎一個人「精神力強弱」的問題。父母功能不良、愛恨交雜，正意味著精神力薄弱，心理某種程度相對不健全。若是一對夫妻伴侶不注重精神成長，無法誠實面對自己、承擔自己的問題，有很多欺騙和謊言，就無法改變、修養自己和成長。而當父母不能承擔自己時，小孩子就會去承擔，這是孩子出於對於父母的愛，自然而然變成這樣。錯位、替代和依賴都是精神力薄弱的表徵，父母薄弱，孩子也薄弱，家庭裡的能量是相互糾結的，所以彼此也同在某種狀態。

心理學家佛洛依德，就以古老希臘伊底帕斯弒父娶母的傳奇寓言，來描述孩子在性心理發展中，會經歷與父母在情感上難以割捨戀的一段過程，包括戀父、戀母等，統稱為伊底帕斯情結（Oedipus Complex）。人在「性」的吸引這件事，是沒有任何規範的，「性」本身是很野性的，是為了生存，亂倫都是生存導向。但在一個家庭裡面，愛運作順暢，序位正確，就不可能會有這樣的狀況。

把位置還給父母，序位正確愛自然流動

或許大家會疑惑，目前育兒的風氣都很強調與小孩子擁抱，爸爸也會幫女兒洗澡、坐在爸爸腿上等，即便到了某個年紀，爸爸和女兒之間肢體的親密程度都還很高，這難道不行

嗎？在一個正常的愛的流動裡面，是父母照顧小孩，爸爸只要疼女兒就好，不是情人。其實「女兒是爸爸上輩子的情人」這種說法我並不鼓勵，但每個人不一樣，基本上還是予以尊重。

針對親子錯位，父母成為孩子的晚輩，人生動力的療癒方式，孩子可以透過觀想父母，進行鞠躬敬拜，把父母的位置還給他的「法句」是：「**爸爸媽媽，你們是大的，我是小的，我把你們的位置還給你。**」讓父母在一個孩子的心裡是大的，孩子是小的，彼此是上和下的關係。

若是父母錯位成為孩子的情人的狀況，孩子則可以說：「**爸爸媽媽，我是你的女兒，不是你的情人。**」或是「**媽媽，你是我的媽媽，不是我的情敵。**」在人生動力療法中，非常鼓勵大家每日早上練習觀想父母、鞠躬敬拜，對自己的根源心存感謝和感恩，若能持續進行一段時間，就能獲得療癒和改善，重新得到人生的快樂與感動。

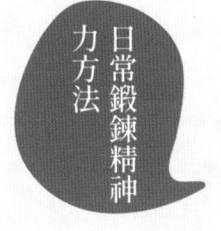

你是役物還是役於物？黃鼎說人與人之間就是這樣的關係：你是能夠帶出一種氛圍，帶出引領？還是被周遭環境的能量拖著跑、投入他人的情緒、世界和內在空間？這關乎每個人精神力的強弱問題。

精神力，表現在我們的每一刻精神的強度裡，是身體此時此刻處在的狀態，包括我們是否可以具體感受的一件事情、能否享受日常生活帶給我們的一切。當我們的精神力富強時，一些生活瑣碎的事物就能讓我們感到滿足，像是吃了一碗好吃的牛肉麵，就能帶來幸福的感覺。

我鼓勵每個人每天都要給自己一點小挑戰。譬如最近都不想動，那就給自己小挑戰去走路；又或者個性是濫好人，就不要害怕與他人衝突，給自己機會去打破常規。但目標不要訂太高，因為「達成」很重要。

每日給自己「合宜的挑戰」，就是給精神一些食物，鍛鍊自己的精神力，這比去讀正能量的句子都還有用。如果我們經常處於精神力富強的狀態，也就不會去抓取外在的人事物做為替代和依賴。

第 8 個課題

不 敬 自 懲

走 出 父 母 的 生 命 模 式 。

若對於父母的想法行為有意見、看不慣和反抗，就會產生不
敬自懲的生命課題。

看不慣父母：青少年正義感的變形

　　所謂「不敬自懲」，簡單來說就是因為對父母的不敬，所
造成的自我懲罰，產生與父母相同的性格和人生困境。這個課
題通常啟動於青少年時期、孩子開始逐漸發育成熟時。由於青
少年對於自身和周遭有強烈的正義感，對於是非對錯的辨別變
得相當重要，在行動上更加明顯，因此也會開始頂撞父母。

　　常見的就是爸爸是個酒鬼，喝酒回來，兒子就會非常不客
氣地頂撞；而女兒通常會和媽媽槓上，例如媽媽不要女兒穿著
太暴露，女兒心裡就會不爽，故意和父母故意作對。這個課題
其實就是小巫見大巫，你對父母有意見、看不慣父母，但他們
的特質也是你的一部分。

對父母不敬，走上一樣的性格命運

青少年時期孩子不接受父母，心裡會升起一種「我挑戰你，希望你會改變」的想法，但實際上是不可能的，兩邊也會開始衝突，創傷因而發生。一旦創傷成立，就會變成生命一個的自動執行程式，可能你到了某個年紀後就自動會想要去喝酒，就像你爸爸一樣。舉例來說，你會觀察到，這個兒子老了以後變得跟他爸爸一樣，也變成酒鬼；或是長大後變成極度壓抑型，完全不碰酒，對酒相當痛恨，一提到酒便神經敏感，極力排斥，內在因厭惡、害怕變成酒鬼，努力讓自己滴酒不沾。

「不敬自懲」課題與先前第六個課題「愚愛替代」的狀況類似，孩子都會不自覺走上和父母相同的受苦模式、有一樣的性格和命運。若我們想要承擔分憂父母的「狀況」，就會產生「愚愛替代」的課題；但若對於父母的「想法行為」有意見和反抗，就會產生「不敬自懲」的課題，而有這個課題的人最大特徵，就是容易對別人有意見，嫌東嫌西、挑三揀四，沒有敬意。男性通常會以顯性的方式呈現，女性則是隱性。

變成自己看不起的人，重新經歷體會父母

「我以後一定不要跟爸爸一樣、一定不要跟媽媽一樣……當你這樣說的時候，就表示你以後一定會和他們一樣，因為你沒有敬意。」說這種話就是「不敬」，「不敬」也意味著你沒

有瞭解父母的生命、對他們沒有背後的同情和理解，只是針對他們的某種行為做表面粗糙的反動和反抗。例如當你爸爸酗酒成為酒鬼，你卻沒有去瞭解他的人生背景、他所遭遇的挫折和創傷，沒有體察到酒可能是他在承擔巨大家庭和社會壓力下的紓解結果，也沒有體會父親的辛苦。

舉我自己的經驗來說，我從過去比較站在母親的立場對父親有意見，到後來父親過世後，發現自己無論在許多方面都和父親非常相像，也重新經歷一個男人擔起一家的經濟擔子、承擔社會工作壓力。以前我比較陰柔，是到父親過世以後，我才真正成為一個父親，開始承擔許多事情，重新明白父親當時對於家族平安幸福的祈願。我對我的父親也是一種「不敬自懲」，也是經過一段過程去體會我的父親。

「不敬自懲」，為的就是要讓你有一天能從「不敬」中，去體會他們當時的感覺，明白爸爸和媽媽背後的心情和邏輯是什麼。每個人身上或多或少會發生「不敬自懲」的現象，但這就是生命的意義，要讓你去體會你看不起的那些人事物，你就是要去經歷成為你看不起的人是什麼。

尊重理解父母的生命，給彼此自由

有一個個案的狀況是，她最討厭媽媽嘮叨，結果自己當媽媽後，也變成丈夫和小孩眼中嘮叨的人，透過人生動力師的引導，發現自己若對誰不滿有意見、好惡很多，就會變得跟自己討厭的那個人一樣。每個人身上多少都會有「不敬自懲」的課題。你和父母的對應關係，也會擴到大未來工作上你和主管的關係，因為創傷所設定的自動執行程式，會讓你去選擇類似這樣的主管。由於父母是上一代位階的象徵，因此你和主管上司的關係，也會化約為你和父母的關係。

缺乏敬意就是缺乏理。「理」，就是尊重他人生命完整性和獨特性的態度。人生動力療法的「法句」設計概念為三層同心圓：從最外層的現象（作用）到現象的平衡（反作用），來達到中心的圓滿。在這個課題的解法，我們可以這樣說：「**爸爸，我對你喝酒、好吃懶做非常有意見，結果我變得和你一樣，來代表我對你的敬意。**」為什麼是這是一種敬意？因為你變得跟他一樣，才可以體會他背後所有的東西。當你尊重理解父母的生命以後，也才能還給彼此自由、活出人生的感動。

做子女的我們，常常會認為「這樣做」對父母比較好，所以強迫父母改變和妥協。但孔子說，孝其順也。你可以對父母的「作法」有意見，但是要去瞭解理解他們「為什麼要這麼做」。若真心想對他們好，可以採取的方式：

1. 有耐心地一次一次提醒，不帶情緒和預期地拋出建議，然後聽他們的反應。

2. 反過來思考，若你自己在他們的生存場域、文化背景下養成長大，你會做得比他們好嗎？明白他們只是用自己熟悉認識的方式去處理自己的問題而已。

3. 不要強迫父母去做你覺得對的事，也不要去幫他們做你覺得對的事，就去順著他們去做你覺得是錯的事情。你擔心他們做了這件事未來會後悔，但他們可能覺得自己現在不做才會後悔呢！

第 9 個課題

無 限 眷 戀

曾經滄海難爲水，走出執迷的情愛眷戀。

初戀通常是自然而然的發生，但通常也是被動地因某種因素
被迫分離，因此當事人在割捨這些對象時，他們彷彿也有割
捨自己生命般的感受。

難忘初次情愛，啓動無限眷戀課題

　　大約過了青少年時期，開始與異性發生初戀或是第一次的
親密行為後，「無限眷戀」的課題即會啟動。對於初戀情人、
一見鍾情或是第一次性經驗的異性，有著深不可破的連結與眷
戀。很多人失戀後無法面對已經分手的情人，或是無法繼續下
一段認真的感情，甚至衍生出的情殺問題，都是有無限眷戀課
題的人。或許有些人回想自己第一次戀愛仍懵懂無知，沒有太
多感覺就分開了，所以初戀不應當只是侷限於「第一次」，而
是當你與這個對象在一起，身心靈皆擁有高峰經驗的、對他會
念念不忘或刻意避而不見的，才是你的初戀。初戀通常是自然
而然的發生，最後結束通常也不是誰主動地甩掉誰，而是被動
地因某種因素被迫分離，例如父母反對、考上不一樣的大學、
出國念書、出社會到外地工作、兵變等，因此當事人在割捨這

些對象時，他們彷彿也有割捨自己生命般的感受。

失戀來自一體感失落；無限眷戀高峰經驗

很多人的初戀往往是這輩子最重要且忘不掉的，因為這是大部分人的高峰經驗。人一輩子的高峰經驗有幾個，第一個是在媽媽肚子裡的十個月，第二個就是初戀和初次性行為。在媽媽肚子的十個月，是穩定的高潮，與媽媽合一連結相當強，因此當孩子一離開母體找不到媽媽會很慌張、沒有安全感，而這種強烈的連結也會在初戀和初次性行為時產生，因此熱戀中的兩個人，一天不見面好像什麼不見似的，都是相同的道理。

「一體感」是一個人與另一人緊密結合的生命高峰經驗、是兩個人合一的狀態，包括無形的情投意合和有形的性行為，彼此會達到某種一體感。因此失戀本身就是脫離「一體感」的失落，好像什麼東西不見了一樣。若這個人本身靈魂的快樂經驗不多、沒有把自己過得很好，當他從一體感脫離時，這強大的失落感就是災難的開始。為什麼很多男生和女朋友分手會拿刀傷害？因為對他來說，他所曾經經歷過美好的「一體感」誘惑太大，他無限眷戀這樣的高峰經驗。當生活越空虛、越沒有活出感動、落差越大的人，「一體感」喪失所導致的創傷就會越大。

在極端中擺盪，尋求快感大於快樂

因此這樣的人以後戀愛會變成兩種極端，可能會做賤和委屈自己，但也可能變成傷害對方的人，例如當初雙方分開時，他在挽回對方的過程中低聲下氣，以後他可能就是在感情中低聲下氣的那一方，或是相反變成很強勢的那一方。一個人在單純的初戀中被騙被劈腿，之後開始濫交，也是這個課題的變形狀況。

為了滿足失落的「一體感」和持續生命的高峰經驗，這樣的人也會對於對於「快感」的追求產生類似上癮的現象。由於他本身靈魂的快樂和擁有感動的經驗不多，生活空虛，因此他會不斷更換情人追求熱戀高峰經驗、無法深入談感情，或是拼命工作追求成就感、拼命購物追求滿足豐盛感，更甚者就是去偷東西享受快感刺激，這些都是無法從眷戀中走出來的現象。

快感和快樂雖然有重疊，但事實上是兩回事。當人如果追求肉欲的部分多，就叫快感；若是靈的部分多，就叫快樂。人在媽媽肚子裡時是靈肉一起，快樂和快感本是合一，初戀和初次性行為也類似。當人很單純的時候，欲望的滿足也會帶來靈性的快樂，一如孩子專注享受眼前食物的時刻；而靈性的快樂也會帶來身體的愉悅滿足，一如我們無私奉獻幫助他人時。在單純的生命裡，快樂和快感是彼此成全、相互影響。

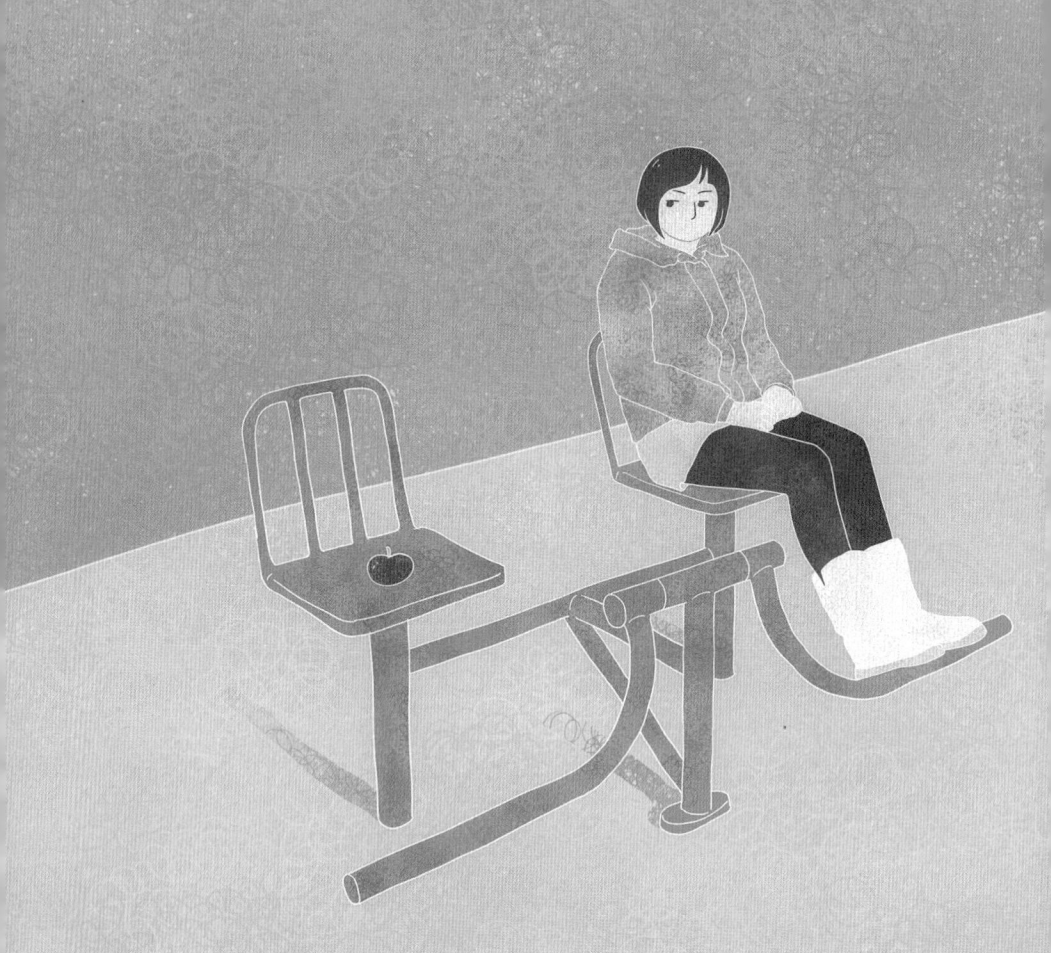

但隨著年紀增長，單純的欲望滿足會受到很多的汙染，例如言情小說和色情片的影響、追名逐利的思想等，加上肉身得到的快感會隨著身體衰老減少，導致人所追求的已是離開靈魂快樂的欲望，往墮落的部分偏移。快感就像喝了讓人更渴的飲料，無法真正解渴。

與自己談戀愛，日常中活出一體感動

　　失戀和親人死亡，是人一輩子的重大創傷，但相對也是人一生中可以快速成長的片刻，因此這個課題影響時間之久，超乎我們所想像，可能是幾年也可能是一輩子，需要長久的學習和克服。人生動力療法的法句，在此課題上只能讓他抒發情緒和解除情境，單純體認到現在的事實，知道自己以無限眷戀的方式，來表示對於另一方的愛。然而最重要的療癒，還是要透過日常生活的鍛鍊——把自己活得很好，與自己談戀愛。如何把自己活得很好？怎麼與自己談戀愛？就是在日常生活中活出和累積「一體感的感動」。我以自己為例，在高三初戀、體驗到無限的「一體感」後，最後卻分開，自己花了大學四年的時間，才完全放下對於初戀情人的無限眷戀。因為對方擁有的是自己缺乏的特質，所以當她離開、分手時，自己也會有種被排擠和否定的痛苦。靠著從日常生活中實踐，我找到對方擁有、但自己沒有的生命特質，並進一步活出和長出屬於自己的生命感動，才逐漸克服這個課題。

失戀本身就是一體感的失落。當生活越空虛、越沒有活出感動、落差越大的人，一體感喪失所導致的創傷就會越大。

　　儒家所說的德，就是「直心」二字，直心就是直接從心做出感動，感動不分你我彼此。「自己」這個人是由父、母、我（天、地、人）所組成的鐵三角，你身上流著父母的血液和基因，這就是你自己。若你不愛父母，要怎麼愛自己？若你恨自己，也是因為你天天跟父母做對，抵抗你的本質和本源，也就無法喜歡自己、與自己談戀愛。

　　當一個人根植於地朝向天，愛自己、愛父母和愛身邊其他人，他在日常生活中活出感動和完成感動的「一體」經驗就能夠越多，對於內在圓滿的失落和殘缺，也不會再有這麼深的痛苦；對於能夠短暫圓滿內在一體感的初戀，也不會再有無限的眷戀。

第 10 個課題

心 碎 關 係

分手的痛與放不下，到底從何而來？

「心碎關係」探討的伴侶議題，緊接在「無限眷戀」之後。
從性與高潮體驗產生的種種人生障礙，延續到伴侶之間的障
礙或創傷，就成為心碎關係。

每一次分手都是撕裂，痛楚悄悄留在心底

　　現代人戀愛的年齡節節前移，甚至國小就有了初戀，青澀
的初戀大部分無疾而終，我們開始體驗到了心碎的感覺，之後
便在不斷經歷分分合合換伴侶的過程中，尋找著能夠陪伴自己
一生的那個人。

　　就算對年紀很小的孩子來說，分手還是一種創傷。撕裂的
痛楚會深埋心中，這種撕裂的痛，跟兩個人交往的時間長短無
關，是親密度在決定。不管是生活上的親密，情感上的親密，
肉體上的親密，分手都是撕裂。

　　「心碎關係」的成因，可視為與父母內在連結所生成的擇
偶模式。假設我是一個異性戀男生，我就會以我的母親作為模

板。模板代表我會以母親的形象去尋找戀愛對象，也許是有意識、也許是潛意識。例如我的媽媽很有愛心、很善良、很會照顧人，我找的女友可能也是這個類型。我們從母親受孕那一刻開始，就有了「胎中設定」，拷貝著媽媽面對兩性相處的模式，同時透過 DNA 的天線，接收到爸爸的心緒。我們與父母的內在連結，會讓我們從胎中就開始型塑未來伴侶具有的氛圍，以及兩性相處模式，重複著相同的心碎。

心碎現象一：運氣差老是找到同一種對象

我們跟父母親的關係奠定了未來伴侶關係的基礎，而這個基礎決定了我跟誰會一見鍾情，特質模組符合便會令我們一見鍾情。心碎關係的成因，就是你跟異性父母關係的呈現，如果是同性戀，則是跟同性父母。

「心碎關係」課題中，大家最常發生的第一個現象，就是「為什麼總是遇到相同特質的男人或女人」。舉一個很生動的例子。我認識一個女生，她的每一個男友都會打她。到了第四任男友，是一個乾乾瘦瘦，戴著黑框眼鏡的文青型男生，手無縛雞之力。結果交往三個月後，男友也動手打了她。問她跟男友吵架衝突時，到底跟對方說了什麼？「我會說：我跟他講你打我呀！你打我呀！你是不是很想打我呀？你打呀！」那女生答道。探討到最後，我發現這個個案小時候，她每次犯錯爸爸

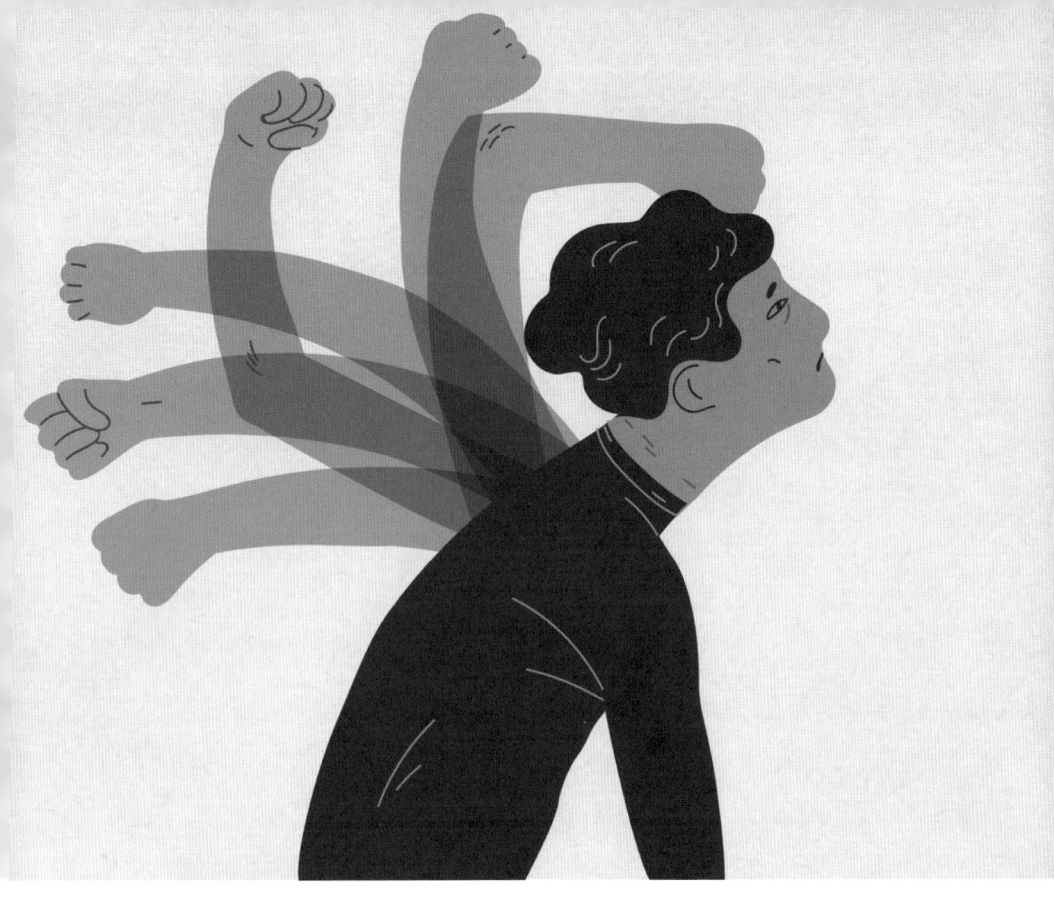

就會拿藤條抽打她，到最後會跟她說：「爸爸是因為愛你才打你。」事實上她是想重溫父愛。

你與父母關係是根，伴侶關係就是莖與葉的延伸。會一直找到同樣的對象，打人的、酗酒的、會賭博的、工作狂不回家的……就是你跟父母之間的糾結要先處理。

心碎現象二：為什麼分手了我還放不下

我們跟父母親在哪一個環節上處得最不好，未來交男女朋友時，心碎也會發生在相同的環節上。去回想每一次感情走不下去的狀況，跟小時候與父母相處的狀況做應證，通常都會發現走在相同的軌跡上。但是，為什麼跟父母可以這樣相處，跟伴侶就會成為「心碎關係」，因為絕大部分的狀況下，父母親永遠不會不要孩子。跟爸媽吵得再厲害，你撒嬌一下，爸媽還是不會不理你，但伴侶是真的會離開你！這就創造了第二個現象叫「放不下」。我們常把伴侶關係誤當作是親子關係，但對方本是一個沒有血緣關係的陌生人。再加上兩個人在靈肉結合時，高潮會帶來一種強烈的感嘆：我要永生永世跟這個人在一起！高峰體驗讓人產生一種永恆感，掉下來回到現實的時候，讓人無法接受。「放不下」的糾結背後還有這個因素，高峰經驗讓兩個陌生人產生「一體感」，再到有血緣結晶。如果切不斷這個關係，拉不開就產生很多糾結，就是「心碎關係」要處理的問題，而處理這樣的「心碎關係」時，也會順便處理到「無限眷戀」，這個高峰經驗的脫現實感，要先處理掉。

療癒法句，找到定位釐清糾結

處理「心碎關係」時，要從我們與父母間的心結與創傷去處理，還有定位要清楚，要知道另一半不是你的父母，你不能主動或被動的認為，他永遠會跟你維持一個固定關係，關係是會變動的。「心碎關係」的處理法句，分成很多不同情緒狀況。

如果這個撕裂帶來的感覺是悲傷，建議使用的法句是：**「爸爸（媽媽），我找了一個跟你一樣的男人（女人）會貶低我、會徹夜不歸搞失蹤，來代表我對你的愛。」**

如果對伴侶的感覺是無盡的憤怒，建議的法句是：**「爸爸（媽媽），我找了一個跟你一樣的男人（女人），會賭博、會劈腿，來代表我對你的敬意。」**

如果是害怕或恐懼，建議的法句則是：**「爸爸（媽媽），我找了一個跟你一樣的男人（女人），會打我、會拿刀威脅我，來代表我對生命的熱愛。」**

而對於那些分手或離婚後，怎樣都放不下人，建議使用的法句是：**「某某某，你不是我的爸爸（媽媽），你過去是我的伴侶，我們現在已經沒有任何伴侶關係。」**

「法句」可以幫助我們確認彼此的位置，做了「定位」就不會有殘餘的想像，以為對方是自己的父母，永遠會在那裡。當我們能夠認清對方跟自己不是固定的血緣關係時，就可以放他自由，讓他去尋找屬於他的幸福，這是成長必經的歷程。

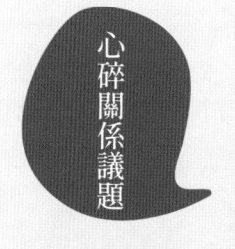

心碎關係議題

　　關係的建立需要兩個人，但為什麼分手的氣氛每一次都一樣，或是遇到一樣特質的人？這是因為我們會下意識地互相尋找彼此的父母，所以呈現出來的氣味都一樣。

　　人生動力裡常常說，談戀愛不是兩個人在談，而是你帶著你的父母，我帶著我的父母，六個人在談這場戀愛，很多人說要擺脫父母的牽絆，但如果沒有去瞭解成長的軌跡，有意識地找到問題的根源並處理，我們通常都無法擺脫這個羈絆，因為早已深印在心底，不知不覺重複著同樣的模式。道理都懂，但潛意識會循著舊有的模式，每次都會找到同樣類型的伴侶，就算一開始對方不是這樣的人，相處三個月之後，對方還是變成那樣的人，要脫離父母的羈絆，真正形成一個獨立的人格，是每個人一輩子要不斷處理的功課。

第 11 個課題

物慾上癮

購物填補不斷裂，欲望只會帶來麻木。

常常可以聽到這樣的故事：「女人抱怨老公天天不回家，也不知道是真的在忙事業還是忙花天酒地，既然得不到老公的愛，那就把他的卡刷爆。」在感情裡受傷的人，很容易會把創傷轉成用購物發洩。

最大的幸福與最強的毀滅都來自關係

人生的癥結點在「關係」，它會帶來最強烈的幸福感，也帶來最強大的毀滅感，關於物欲上癮的原因，講明了，就是「沒有愛」。

缺乏愛有幾個面向，第一個是跟父母之間的斷裂，可能發生在人生很前面的年輕階段；第二個是跟伴侶之間的創傷，包含性的創傷、感情的創傷。感情課題是很錯綜複雜的，但用幾個字就可以區分：戀、愛、性、情。

戀，是一見鍾情。這種感情大部分是一種熟悉感的再生，可能是一種能量上的沛足，但事實上是兩個有缺乏的人，剛好嵌合上去，突然產生一種圓滿的感覺，戀會產生很強的綑綁。

　　愛，是源自內在的根本。當你回到自己的時候，懂得自愛，懂得心，佛教講明心。當你可以找到照顧自己的方法，以及完成感動的習慣，就會體會到自愛。自愛雖然有點孤獨，但你會透過生活中完成感動的過程，得到很大的滿足感。

　　性，就是性行為，是賀爾蒙的驅動。情，則是兩個人用感動與平等對待所累積出來的「日久生情」。

　　戀、愛、性、情，四種感情不一樣。兩個人白頭偕老、牽手散步，那叫「我情你」。而很多人說的「我愛你」，事實上是「我戀你」或是「我性你」。「我愛你」必須要我先會自愛，在用的語詞上要定義清楚。以下，是我針對四種不同的狀況，所做出的明確界定。

對自己無愛，對伴侶無情：尋求刺激快感成癮

一個人如果無法自愛，也沒有辦法從伴侶關係中得到情，這分空虛與創傷，就會轉成戀與性的變形。沒有辦法滿足自己、充實自己，然後也沒有辦法跟人產生日久的情，它就會轉向，把戀跟性的對象附著到物質上、物欲上。買東西是一種類似性高潮的追求，所以會產生「物欲上癮」的現象。

愛跟情，會帶來滿足，讓人生有實感，帶來的是快樂；戀跟性，會帶來刺激，覺得空虛覺得冷，非得去很多人的地方，與人發生接觸、或非得去買很多物品來填補，帶來的是快感。人的感動會帶來快樂，這個記憶日後回顧還是一樣快樂滿足。但快感則是麻木，無法持續，所以口味會越吃越重。就像吸毒上癮，量越用越多，快感的達成越來越難。「物欲上癮」還包含各種變形，性上癮、SM、戀童癖、戀物癖、囤積症……都是。越玩越大，越玩越刺激，但到最後都是麻木的空虛，因為背後沒有愛跟快樂在做支持，所以它是一個填不滿的黑洞。

人生兩大要事：創傷要療癒，感動要完成

「物欲上癮」很難用單純的法句解決，它是個人成長問題。「物欲上癮」的人必須先能夠感動，找到自己的心以及愛自己的方法。而且完成感動的過程，必須累積相當的時間，才有辦法穩穩地把那個愛保存在自己心中，那個愛才能讓他勝過對於戀跟性的黏附性。

人生其實就兩大要事：創傷要療癒、感動要完成。隨著時間的推移，這兩隻腳要一直往前走，有一些創傷你在當時沒有發現，但搞不好在某個事業階段會發現，原來我那個時候有創傷；又或者是在跟孩子的教養與互動過程中，突然發現，欸！原來我有創傷在那裡。這些都是人生在推移過程中，兩隻腳互相走路，形成的必然現象。

正視創傷就會正面，一切從修復關係開始

「物欲上癮」沒有明確的療癒法句，你能做的就是正視自己的創傷。當創傷療癒了，你的思考自然會變得正面，而不是勉強自己產生一個正向或正面的思考。

既然「物欲上癮」的源頭是「關係」，就必須去正視與父母之間的斷裂、跟伴侶之間的創傷、還有不懂得愛自己的身心分離。這三個課題你沒有去處理，物欲上癮解不了。物欲上癮

不會帶來快樂，天知、地知、你知、我知，只是一直在欺騙自己。

　　與父母的關係永遠是根源，你不妨利用「平衡父母」課題方法：「觀想父母，跟父母鞠躬，做久了會有幫助。事實上只要保持這個習慣，把「父、母、子」鐵三角穩固了後，很多生命過程中卡關的創傷都會逐漸浮出，就可以一一去療癒。

物欲上癮
v.s.
斷捨離

　　買東西買到討厭自己，囤積東西囤到生活品質一團糟，這類心境很容易感知，所以物欲上癮議題並不難察覺，很多人就會想到可以採用斷捨離的方式，重整生活與人生。

　　「斷捨離」清理方法，既清理生活環境，又清理心理垃圾，是現在很流行的態度。然而，我見過很多斷捨離強迫症的人，斷捨離成癮就是潔癖。基本上，創傷沒有療癒，感動沒有養成，很多魔法基本上都是沒有用的。再強的魔法都有時效性、有限。斷捨離得到是快樂，還是形成另一種壓力，要仔細釐清。

　　內心很充實快樂的人，物欲本來就不強，還是建議大家回到幸福與感動的源頭，從療癒「關係」開始，逐步拾回自愛的能力。

第 12 個課題
親人死亡

我會做好事來紀念你,以精神延續取代肉體連結。

很多人在遭遇父母親死亡後,會有種變成孤兒的強烈失落,
對過往認定的人生價值產生反向思考,感到孤獨無依。

父親帶來人生價值的反省,母親帶來有形的依靠

　　親人死亡,會讓人成熟,回顧我自己切身的經驗,「親人
死亡」所帶來的,是一個人生的總檢查。易經中把人生分為六
個階段:「潛龍勿用、見龍在田、終日乾乾、或躍在淵、飛龍
在天、亢龍有悔」。人生前三大階段叫作充實自己,後面三個
階段叫服務人群,待自我充實夠了就要邁入服務。

　　我已進入中年,大部分的人也都會在中年階段遭遇父母死
亡的課題,正好是前後人生階段交接之處。父親的死亡帶來對
人生價值的反省,母親的死亡讓人覺得在這個世界上沒有依
靠;這個依靠包含財產、家庭,任何你覺得可以依靠的東西、
所有物質的支持。對自己一人留存在世間,產生一種空洞無恃
的感覺。「親人死亡」可說是大部分人有意識以來的最大創
傷,如果沒有真正面對,甚至會比感情創傷來得更劇烈。

守孝三年是療傷設計；以精神延續連結

　　古代人建議守孝三年，我認為很有道理，當年面臨父喪，我也確實花了差不多三年的時間才恢復，並且在這三年中印證了古人的說法，有著情感上的進程。親人死亡的創傷那麼劇烈，恢復差不多需要三年。三年守孝期間，古人建議不要離開家鄉、不要有太大的旅行、留在家裡守墓，這都是治療創傷的設計。

　　經歷父母肉體的消逝的階段，讓人不得不踩進精神領域，才有辦法與過世的親人產生連結；重新找到建立精神連結的辦法，也差不多需要三年。以前當肉體存在的時候，我們透過各種方式眼、耳、鼻、舌與父母連結，產生的記憶，突然這些連結都斷了，很難習慣。舉個例子，有一次坐高鐵回老家的時候，我突然跳出一個想法：「我爸現在不知道在幹嘛？」但是下一個念頭是：「我爸已經死了。」這是一個習慣性，所以會產生一個很大的對比，這種失落感很像一個天塹一樣，怎麼去克服？這個考驗太難，很多人在這裡敗下陣，產生強大的失落感。

死亡意願的消結；感受你們活在我身上

　　在至親過世時，我們也會產生一股「死亡意願」，尤其到中年，可能事業、地位、財富，都已經在某一個不錯程度的時

候，親人死亡會產生一個強大的對照，感到自己所擁有的財富權勢都改變不了結局的空虛。很多人敗下陣，消化不了，有的人事業就收了、過幾年就生病了。有一項研究發現；四十％的女性和二十六％的男性，會在伴侶去世之後三年內死亡。這也是因為死亡意願產生的結果。

所以人到中年面臨親人死亡的時候，要用適當的時間去做內在調適，才有辦法去消解這些死亡意願。親人死亡的法句是：「**我會做好事來紀念你。**」主要是延續父母的精神。儒家也有相同的一句話：「三年無改於父之道，可謂孝矣。」我延續我父親在社會上貢獻三年的舉動，我爸爸在鄉里發白米、在寺廟做義工，跟著他做，做三年，體會父親的精神。這個延續會具體到在身上產生一種感覺：我在活的同時，他們也跟著我一起活。延續他們的精神，就會順利度過這個死亡意願。

人生階段推移，類老年以精神看待世界

「我會做好事來紀念你」這句法句有二個重點，在延續父母親的精神的時候，人生階段也會同時推移，所以第一點是要準備讓自己有一個類老年的生活，開始用精神的眼光、角度、定位、去看這世界上很多的事情，這就能把父母的死亡消結；另外一點是你要一起去經歷死亡的過程，所以人生動力中有一個練習是，觀想死去的親人，觀想兩個人每天晚上都一起死，

到最後你就可以把他送入光中，完成送終。

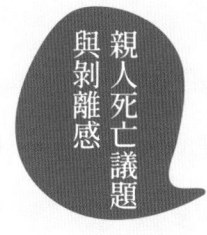

親人死亡時精神上強大的失落，並不因為親子間感情的黏膩跟疏離而有不同，它會以不同的形態投射同一件事，就是愛的缺乏。跟父母關係好，你會很悲傷，但是只要適當的情緒宣洩，能夠有時間沉默、回到自己，都還是度得過；但如果你本來就缺乏愛、跟父母斷裂，就會演變成對配偶的攀附、黏附性很強、或者跟所有人都產疏離，這都是缺少天倫之愛產生的。

假設父母的離開沒有帶來很大的創傷，並不表示沒有這個議題，而很可能是前面的人生議題已經卡住了，才沒有產生剝離感。剝離感並不是一件壞事，是一個必經的過程。如果沒有經歷過世間的剝離；很難體會無形、無狀、抓不到、摸不到的精神本身。在親人死亡這個議題上，若沒有感受到強大的剝離感，其實是個提醒，可以回頭去檢視自己在人生動力議題的哪一關卡關了。

第 13 個課題

地 球 之 旅

靈魂最深的約定要活一起活，要死一起死。

這些重大的天災人禍之後，倖存者，甚至戰亂之後倖存者的
下一代，也會有類似的死亡意願。

相隔兩地卻連動，潛意識中早已深埋的約定

　　人生動力療法建立在幾個對生命的假說上，這幾個假說是
明顯的宇宙律，其中最重要的一點是，生命有盡期，人從出生
就一步步走向死亡，這是必定發生且必須面對的定律；在「地
球之旅」的課題中，我將針對「天災人禍」進行療癒，換言
之，是用人生動力療癒意外死亡的議題。地球之旅並不是每一
個人都會有的課題，我舉一個例子來描述這個議題會造成的外
顯狀況。我有一個學生，來自泰緬邊境的美斯樂，他同時也是
我的個案。他來台灣念書、定居，是一位牙醫，起初他的媽媽
跟哥哥還住在美斯樂，後來環境比較好之後，才舉家搬來台
灣。他的狀況很特別，當媽媽和哥哥還待在美斯樂時，無論家
裡發生什麼事情，他都會連動。比如說媽媽生病咳嗽，他也會
咳嗽，哥哥出了什麼事情，他也會痛，相隔兩地但卻會連動，
這種現象非常奇特。

這個學生有很多生理上不明原因的痛，以及心情上莫名的低落，他來我這邊尋求幫助，一開始我們做反射區療法，打針吃藥，也做心理療法。深入研究後我才發現，原來居住在美斯樂時，這一家人的生命連結很強。

　　他的家族曾經歷過戰亂，大家一起活了下來，有難大家一起擔，這種潛意識的設定很早之前就已埋下，只是他們不知道。他請我幫解除這個設定，因為這個設定是沒有什麼意義的。舉例來說，你媽媽生病你為什麼要跟她一起病？你跟她一起病又不會減輕她的病症。地球之旅背後是一種難以察覺的死亡意願，所以需要解除。

天災人禍留下死亡意願，有內疚有自我譴責

　　凡舉地震海嘯，戰亂恐攻等等，這些重大天災人禍之後的倖存者，甚至倖存者的下一代，都會有類似的死亡意願。很多退伍軍人都有共同的恐懼回憶，在戰場上看到同袍莫名其妙死亡，子彈打過來不知道是打到誰，很可能子彈再過來五公分，死的就是我而不是旁邊的同袍。隨時可能會死，隨時準備要捐軀的壓力，加上眼見同袍一個一個的犧牲，在這種狀況下的倖存者，心理壓力非常大，一方面是生存的恐懼，還有良心的譴責：「為什麼活下來的是我？」

知名電影《搶救雷恩大兵》，就對這樣的心境做了很細膩的描述。老了之後的主角，對那一隊來營救他而捐軀的同袍敬禮，並問他太太說：「我是一個好人嗎？為什麼這麼多人要犧牲，為了讓我活下來？」那種內在的愧疚跟自我譴責是極為強烈的。這種種心境，揉合成我稱之為地球之旅的課題。這個課題並不是每個人都有，因為它是針對天災人禍，不是每個人都會遇到。

真相被掩蓋的黑色力量，因果論適合自我修煉

動力人生療癒法中，不傾向以因果論事。面對人禍，我比較把因果論用在自我修煉，而不是用來解釋社會現象，比如說我在自我療癒的時候，把事件當作是我曾經對這個人不好，我便不會一直抱怨，也可以幫助我跨越這個事件，繼續我的人生，而不是用一個捉對廝殺的概念，我就是欠你，你就是欠我，永無止境。在面對人禍或社會事件時，我會把它解釋成一個集體意識的結果。

而在天災的部分，現在地震、風災越來越多，四季的氣候整個往後延，冬天沒有以前冷，夏天動不動就創高溫；不管從渾沌效應蝴蝶效應去解釋都好，最重要的是我們看到人類的作為，真的會改變地球的地殼現況與天氣。所以古人說，皇帝有沒有道德，看天氣就可以知道，真的有道理。在人生動力中我會特別談

到死亡意願與黑色力量。

黑色力量是指真相被掩蓋，非自然、橫死的，不只是人，只要是有情動物，都屬於被掩蓋的真相，只要是會產生怨念的動物或人，遭遇非自然死亡，靈魂沒有被超渡，沒有入土為安，進入光中，就會形成所謂的黑暗力量，它會顯現在某個地區上形成天災人禍。

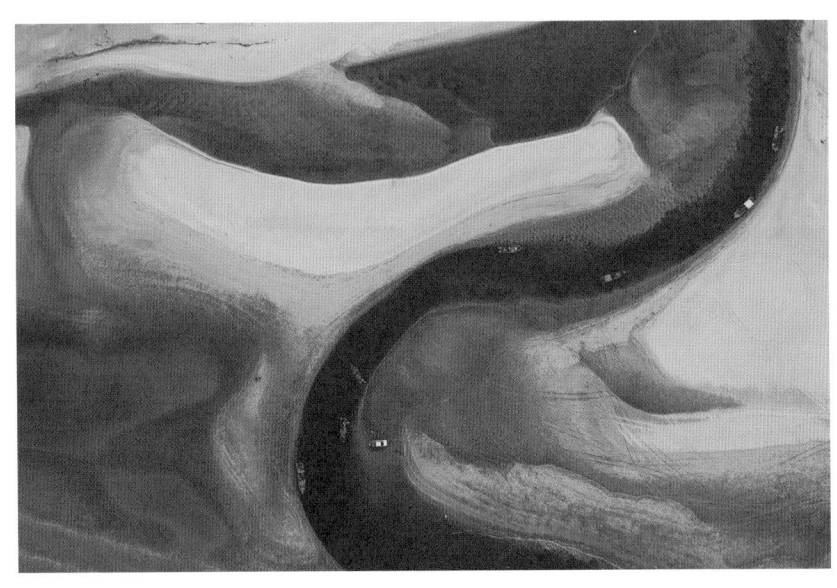

同生共死是個很深的約定，
內在的愧疚跟自我譴責，揉和成為地球之旅的課題。

沒有巧合只有偶然，地球之旅解開黑暗鏈結

天災人禍只有巧合沒有偶然，跟某一些內在的黑暗力量跟死亡意願是連動的，地球旅程講的是，這一群人為什麼會被當時當地的黑暗力量吸引發生不幸。我認為這世界上沒有偶然只有巧合，「偶然就是隨機，背後沒有任何意識，而巧合有兩個層次，一個層次是背後有意識的安排；另外一個層次是，人是一種賦予意義的動物，對於一切事物我們都會賦予意義，所以偶然也變成巧合。從人類賦予的意義，或是宇宙意識的安排，讓一切事情變成巧合。這個巧合同時也解釋了，為什麼人會在那個時間出現在那個地點，所以某些人會去經歷那些事情。

我們有時候會講說上帝無眼，蒼天不仁，為什麼會讓我們必須經歷這些天災人禍，但從某個更高層面來講，人的生死不算什麼，死亡是必然；第二個，黑暗力量、死亡意願的驅動與勾引，去經歷一個你曾經造成別人承受的一個事件，這個就是我們講的回歸一體。

回歸一體是唯一解答，從排列看見命運如何相連

回歸一體是所有課題背後的原因，也就是所有我受的苦，都是我曾經讓別人承受過的，這是我在做療癒時看到一個很明顯的事實，你如果不經歷這一段，無法真正療癒。所有的療法裡面，若沒有讓人認識到體認到這件事情的話，永遠沒有辦法

處理這個人的問題。

　　地球之旅課題容易發生在家人之間，或是部隊的同袍身上。當你們之間的連動性很強，例如前面提到的個案，關係上他們是母子或兄弟，但你咳嗽我也沒有原因地跟著咳嗽。這是個很深的約定：「我們要一起活下來」，所以這個鏈結不會自己斷掉，死要一起死，活要一起活，透過排列可以看見過往的命運如何相連。

　　處理「地球之旅」課題的法句，跟處理死亡恐懼相同：**「媽媽我跟你一樣經歷戰爭，當時決定一起生一起死，所以你出現任何任狀，我也會跟你一樣，來代表我對生命的熱愛。」**然而這個法句有些人使用之後就可以斷掉鏈結，有些人卻只能淡化；遇到這種情況，就必須要進入前世與祖先的層次處理，而無法單以法句解除。

第 14 個課題

心靈債主

人心是最公正的法院，所欠必還。

無論欠下什麼，我們的內在都會安排去償還，這是一個自發的平衡。常言道：「不成仇，不成父子。」宇宙中發生的一切都有計算，兩個人會相遇，背後必定帶著千絲萬縷的糾纏。

靈魂夥伴，好的是守護；不好的是債主

　　人來到地球，有四個生命最原初的痛苦設定。第一個痛苦是「與整體斷裂的假象」，我們必須透過體驗生活，去找到跟其他生命體的連結，同時也會有根深蒂固的恐懼，害怕消失；第二個痛苦是「創造」，我們會創造對象，區別人我之間的分際，也會產生敵意以及被害的恐懼；第三個痛苦是「攻擊」，消極的攻擊是抵抗，積極的攻擊就是會主動挑起爭端，講八卦也是一種攻擊；第四種痛苦是「付出代價」，你必須體驗自己曾經對別人造成的傷害。當我們脫離了一體感，製造了仇視的對象，並且採取了攻擊，造成對方痛苦，那麼我們必定會在生命某個階段，經歷同樣的過程。

「心靈債主」由第四個痛苦衍生，用一般比較慣常聽到的詞彙，就是冤親債主。但很多人不相信前世今生，所以我用了這個比較中性的詞語「心靈債主」。人一生的痛苦、不幸、疾病，多半都跟這個議題有關。心靈債主在我們生命一開始的時候就是靈魂夥伴，但這個夥伴有好的也有不好的，好的就像是守護天使，指導靈，你的守護靈，但也有一些是冤親債主在陪伴你，帶來痛苦不幸與疾病。

　　大家或許聽過身體裡同時住著老人小孩的人、二十四個比利等等，這都屬於殺業太重的心靈債主，直接嵌在他的靈魂裡面，遇到種狀況，我們當然不鼓勵自解，一定要請專業的人協助，而且所需要的排列的次數也相當的高，不可能一、兩次解決。

愛愛恨情仇打成一包，成為這一生的家人情人

　　嚴重的心靈債主議題，可能會造成精神分裂、多重人格，而輕的就是我們這一世的家人或情人。我們講不成仇不為父子，母女亦然。有一些人的家庭關係很好，彼此是來報恩一起成長的，但有一些人的家庭關係就很可怕，相互折磨，比如說有的媽媽，不管你怎樣對她好，都無法取悅她，而有一些小孩也是來討債的。

159

老天爺的安排很有趣，非常愛你的、非常恨你的；你很愛的、你很恨的，都會把你們打包在一起，成為家人、情人。包括原生家庭裡父母兄弟姊妹，還有我們這一生遇到的異性、發生親密關係的情人，都屬於心靈債主。這些靈魂夥伴來討債的、來報恩的都有。有些人會在你生命中短短出現一段時間，你們兩個相處也很好，他也沒有對你要求什麼東西，但一段時間後這個人就莫名其妙消失了，這種狀況通常就是來報恩的。重點是，當他離開的時候，你不會難過，不然就不是報恩。

家人間難分難解的情仇，該捨就捨、能給就給

　　想要從彼此相欠債的心靈債主狀況中超脫，我會建議：「該捨什麼就捨什麼」。像是兄弟爭產，給，不會餓死就好，自己又不是沒有一技之長；父母要什麼，一樣，就是給。」心靈債主議題，主要處理的是物質問題，在物質上能捨的盡量捨，只要不要造成自己生活的困難，就是盡量捨。

　　常看到這樣的社會新聞：家族財產的問題搞不定，一家人困擾幾十年，這種案例就是苦命。尤其台灣會有兄弟爭產，棺材放家裡不下葬的狀況，死者無法入土為安，把家運都敗壞了，但通常人只要牽扯到金錢，就會不顧一切賭氣不放手，造成很可怕的業力。冤親的部分，建議真的能捨則捨，換個輕鬆自在，能力所及能讓則讓，大家就能過得好一點。家庭的組成

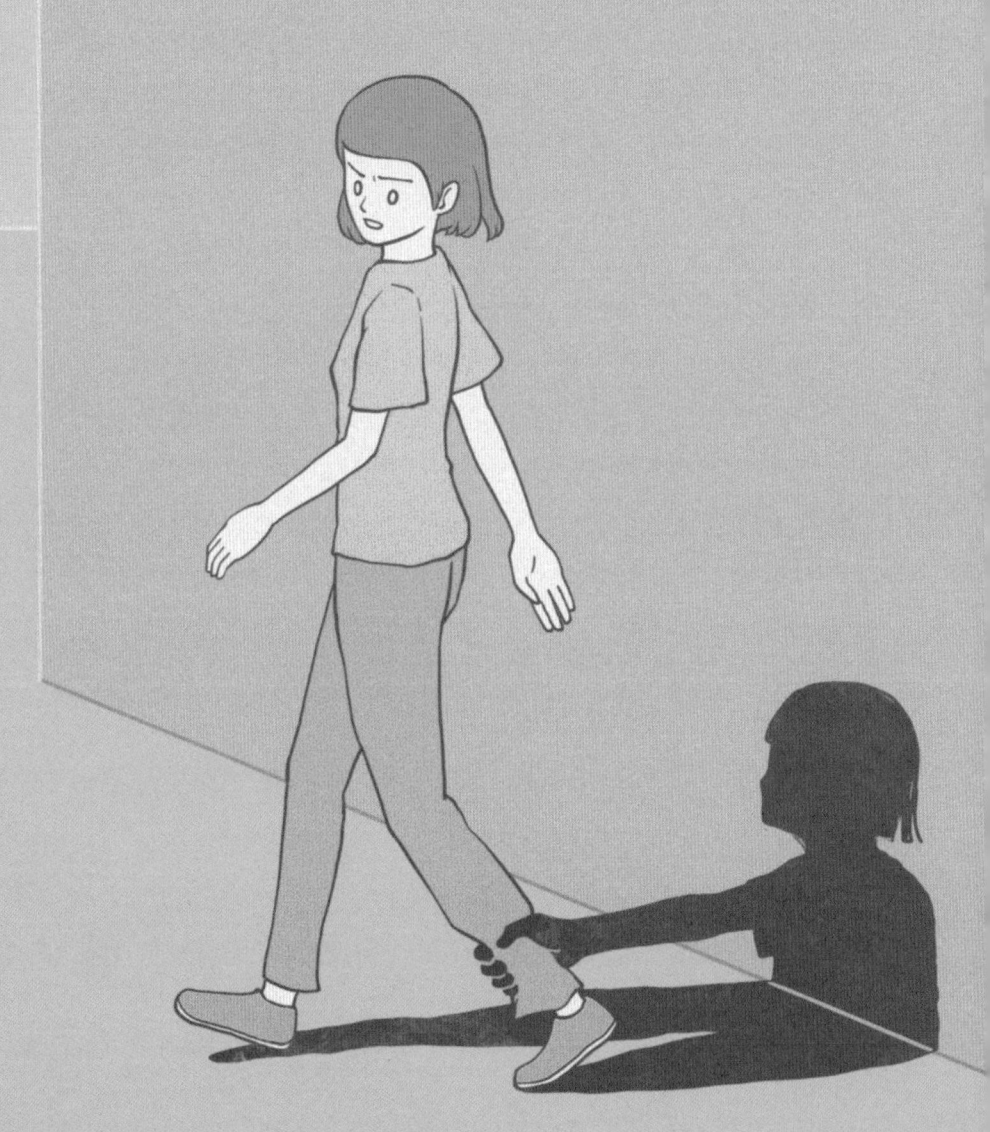

就是父母手足，一家人幾十年都在一起，這其中摻雜許多愛恨情仇，難以釐清。當然天下有不是的父母，也有做得不是這麼好的手足，但人還是不要跟內在的良善相違。一輩子跟自己的父母兄弟捉對廝殺，實在太浪費，不要在這件事情上浪費太多生命。

由伴侶間過不去的坎找到平衡

伴侶之間應取得平衡。我觀察很多案例，他們的痛苦，都是起因於失衡。為什麼分開了還會有問題，基本上就是不平衡。例如，一個女孩跟一個男孩在一起很多年，為他守候、共度患難，這種最不好，性別反之亦然。如果辜負一個陪你共過患難的人，一輩子都會良心不安，往後感情都會有問題。有人說不會呀，我沒什麼感覺，這是自欺欺人。這種辜負會給自己安排很多不幸，因為人會自己平衡。

人的心是全世界最公正的法院，欠人家什麼，你的內在都會安排去償還，這是一個內在自發的平衡。舉凡性的牽連、錢的牽連，都會產生很多自發平衡，導致情殺或殉情，這都是冤親債主。有人會說：「可是我給過他很多錢」，但感情的事情不是用金錢可以衡量的。

是平衡還是消費，請用對方接受的方式回饋

很多人會選擇跟曾經虧欠過的對象道歉，但實際去做了就會發現，對方不見得能接受，甚至還會感到自己被消費。該怎麼樣還掉這個情，其實每個人心裡都知道。

平衡是對方接受才叫平衡，不然就是消費對方。而到底解決方案是什麼，沒有固定方式，只有自己知道，但這點反而最簡單也最難。若是個無情無義的人，就半天也想不出來，因為想來想去都是不願意付出，這當然很難；有情有義、敢捨敢給的人，想起來當然就很簡單。

心靈債主在處理上沒有固定的法句，需要用行動解除。如果會牽掛一個人，表示你還欠他什麼，如果是一個很平衡的狀態，想要牽掛、想念都很難。要平衡，就是「做我可以做的」，用送對方一個他需要的禮物，來處理自己內在的歉疚感，也是一種獲得自由的方式。

回 歸 一 體

開始跟結束，往往會是同一個點。

業力是一個圓，怎麼出去怎麼回來，開始跟結束，往往會是
同一個點，很多議題都是從一體分裂而生，而回歸一體，是
一切痛苦、不幸與災難的解答。

業力不是宿命論，而是回歸一體的呼喚

「回歸一體」議題中，最核心的概念來自於業力。業力是
在服務回歸一體，從業力的平衡來看，物理上叫作用力與反作
用，你對別人做的一切都等於是對自己做，所以別人等於自
己，並且是一個更廣大的自我。

許多人不能接受「業力」的觀念，一般人聽到業力都覺得
是種宿命或無奈，認為這是非常姑息與鄉愿的觀念，但「業力
法則」是讓大家更深刻去體會「一體」的概念，達到「回歸」
的本質。你所受的苦，就是你曾經對別人施予的。這是宇宙現
象。這句話將「回歸一體」做了最明確的定義。

我們不禁要問：為什麼宇宙要有這樣的設定？其實這是一種遺忘，我們忘記曾經做過的種種。但你必須記起，否則無法從痛苦、不幸與疾病中出脫。

人生是個旅程，而我們是宇宙的遊子，我們來到地球體驗人生，是為了一個更偉大的目的，就是重新認識自己圓滿、神聖的本性。

所有人本是一體，無常確保了精神本身的純粹

「回歸一體」是所有課題的結束，也是源頭，呼喚我們記住：「我對別人做的也會反彈回來給自己、所有的人原本是一體。」有了這樣的意識後，每一件事情的做與不做，我都會仔細選擇。業力帶來另外一個令人不太喜悅的名詞叫「無常」，這個詞讓人看了超無力，成住壞空，事情來了又去，去了又來，好像天下無不散的宴席，人一定會生老病死……然而，無常保證了一件事，就是假的都沒有辦法留下來。所有會生會滅的都沒有辦法留下來。

會生滅的無常都是假，那什麼是真？無形的精神謂之真，你可以透過感知，直覺知道人身上存在一種精神。精神是一種無法被言盡的狀態，這樣的狀態在宗教或文化哲學中都指向它；是一種不生、不滅、不變動，火燒不到、水浸不濕的無形

狀態，所有生滅、可怕的事情發生、天災人禍……都是無常，無常保障了這個精神本身的不被汙染與純粹。

內在成熟兩大原則，生命旅程上不可免的修煉

一個成熟的人的內在精神狀態，應如老子所說，「以道蒞天下，其鬼不神；非其鬼不神，其神不傷人；非其神不傷人，聖人亦不傷人。」一個成熟的人最基本的是可以做到不勉強人、不利用人、不傷害人，也不做濫好人。第二個成熟的基本條件，就是自得其樂，能在任何環境下、剝奪他所有物質，依然能找到心中喜樂的人，謂之自得其樂，這是成熟人格的第二個判定標準，當一個人業力削減到最後，他不太需要外在人事物來娛樂，行為上他不會勉強人或傷害人。

內在狀態不夠成熟時，我們會區分彼此，也為「自己」之外「其他人」所做所為牽動情緒，這是一種精神的墮落。我如果因為這個人的存在，讓我的生活變得很不平靜，基本上這屬於我的問題，不是任何人的錯。從療癒以及心理健康來看很多事情，你跟你憤恨的對象，並沒有什麼不同。當我在批評外面世界怎樣時，通常我的內在世界也很混亂，這都要回到原生家庭去解，這是不變的法則。

不幸受苦倒霉，蛛絲馬跡都是提醒

回歸一體這個議題每個人都有，這也是生命旅程上不可免的修煉。很多人會抱怨，自己為什麼遭受某些對待？這種感受，沒有對錯，無可厚非，但是你如果一直停留在這樣的感覺裡，就代表是你的內在有議題沒有解決，不然這些感覺應該都會很快消散，不會停留。

我以前在西班牙遇過一個女子，她的爺爺在她小時候，曾經把她放在一個異教徒的儀式裡，讓她成長後依然非常恐懼。後來經過排列，竟然發現她以前也曾做過一樣的事情，也同樣造成一個孩子恐懼。這種事例在排列中經常出現，排列中經常出現與前世相同的故事，只是主客易位，也就是你經歷的事情，曾經你也對別人做過，這就是業力法則不變的定律，回歸一體。

回歸一體的應用從「我為什麼不幸、為什麼這麼受苦、為什麼這麼倒楣」等等……開始，這種痛苦、不幸與疾病的模式，要告訴我們的是，都是自找的。這句話聽起來很冷血，好像是來打擊已經很可憐的人，但它的原意不是要打擊你，而是提供你一個解決之道，跟你說，其實如果仔細去思維，一生走到現在，一定有很多蛛絲馬跡再提醒你，很多事情是自己造成的。

而回歸一體的法句，由於是一切問題的開始與結束，可以用個階段不同議題的法句來處理，如果一定要一句沒有針對的法句，可用以下原則進行設計：「**我曾對你做了某事，所以我現在也跟你一樣經歷了某事，來回歸一體。**」

內在精神健康的狀態

　　《中庸》第一章〈天命之謂性〉中有一句話：「喜怒哀樂之未發，謂之中；發而皆中節，謂之和。中也者，天下之大本；和也者，天下之達道也。致中和，天地位焉，萬物育焉。」這一段話就是告訴我們，是人都會有情緒，但內在健康時，一切情緒都會適度，適度是人情之常。過度，就是內在某些未解的創傷被引動了。但也不必想要修煉到沒情緒，完全沒情緒沒表情的人，謂之非人，非人是神佛的等級，這不是凡人應該出現的狀態。

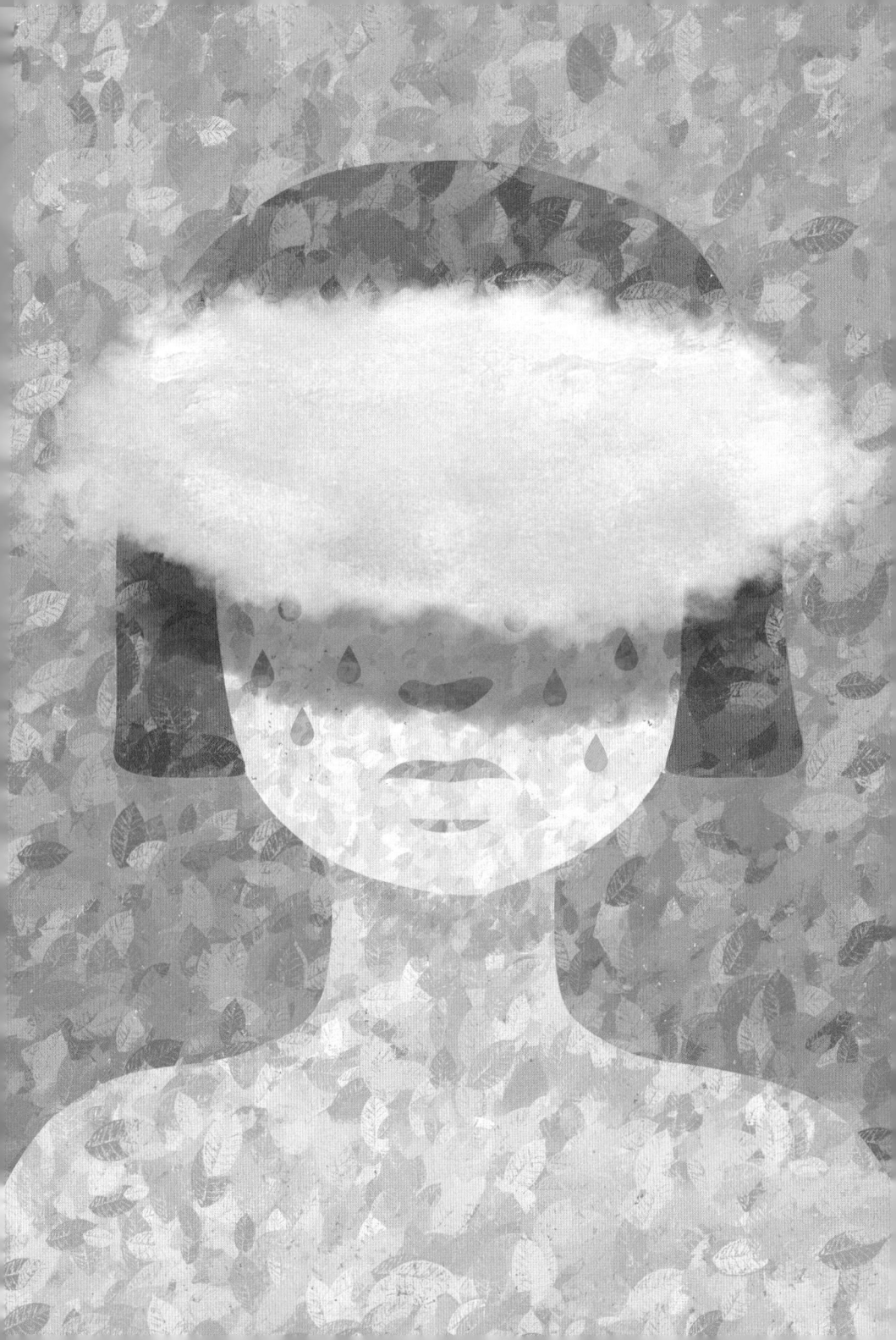

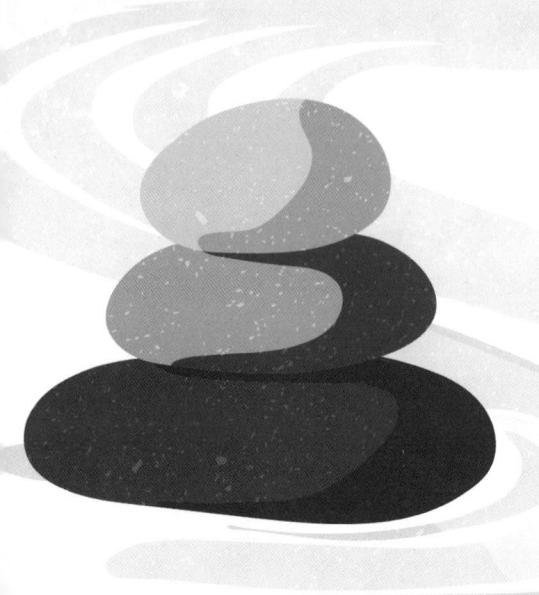

卷五

追求
完整的心

家庭成員完整歸位，意謂著必須將所有的家
庭成員歸回家庭的每個定位之中，如果無法
完成這個過程，一個人就不能體驗「心」的
完整。

完成家庭圖像

在中國傳統的儒家觀念中，父親代表人生意義和價值，母親代表人生物質的條件，因此個人必須取得與父母的重新連結，建立自己完整的家庭圖像，才能構成生命真正的整體感。要完成心中的家庭圖像，不僅要清除以前殘留下來的負面影像，還必須要重新建立內在父母的圖像。

如果心中內在父母的圖像是充滿光輝與喜悅時，我們的內在狀態也會是充滿光輝與喜悅的；如果內在父母的圖像是悲慘痛苦的，那麼我們就會吸引悲慘痛苦的生活經歷。宇宙會依照內在圖像的藍圖建構我們的命運，並依內在的心量而將其物質化，呈現出生活的各種條件。這點與正向思考完全不同，我這裡指的是內在觀想自然呈現的圖像，而非頭腦理性的意念。

重新建立內在的家庭圖像，除了父母之外，還要將家族中的每位成員無一遺漏的歸位，包含曾經因戰爭、墮胎、夭折而死亡的家庭成員，都必須回歸到家族的圖像之中，這個圖像就是「原生家庭中完整家庭成員的家庭圖像」。在建立了完整的內在家庭圖像之後，就可以感受到「心」的完整，會覺得胸口滿滿的、暖暖的，處於一種完整、圓滿的心的感動之中。

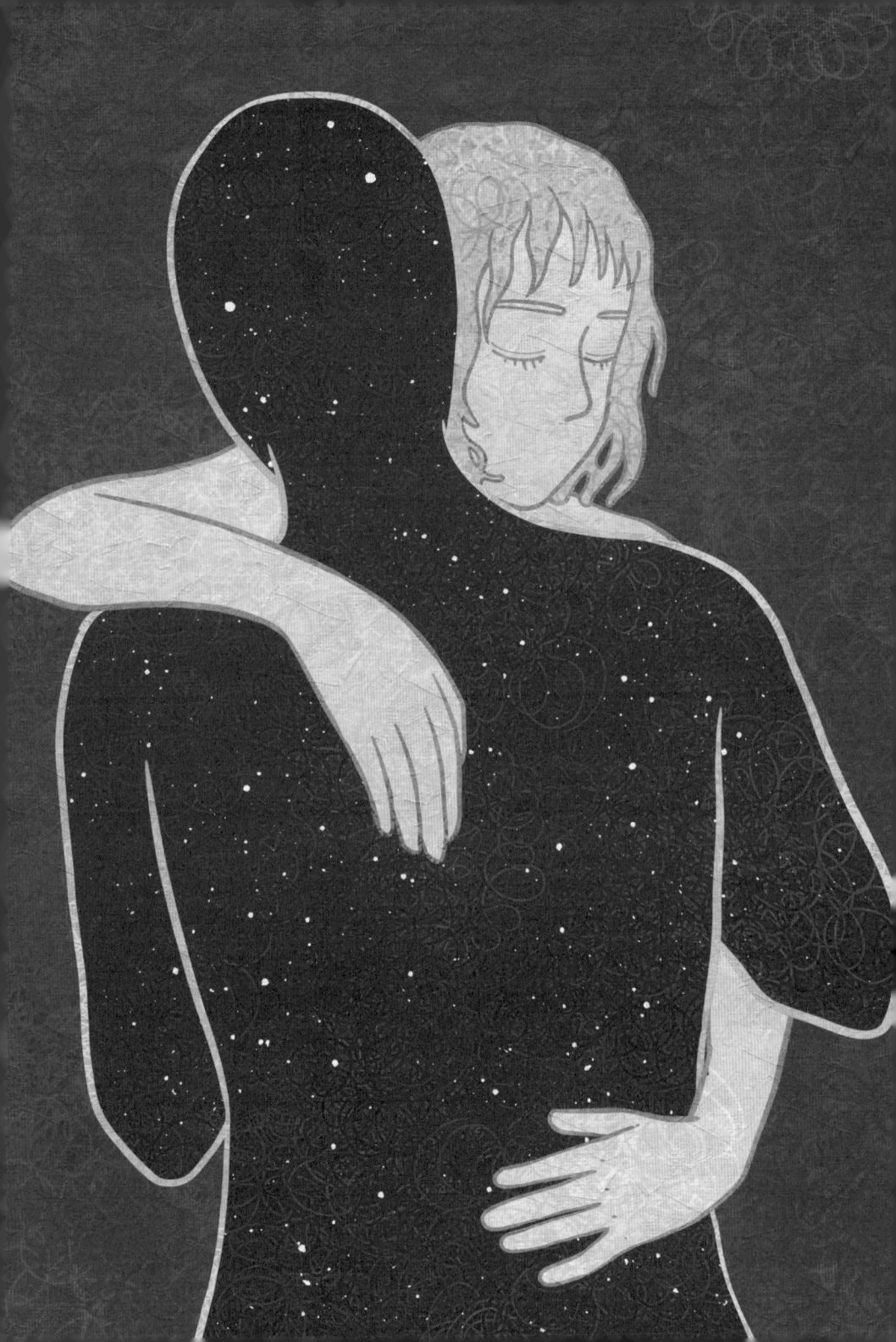

進入天地人的整體感之中

　　《周經》中的三才，《易經》中又稱為王者之學，這王者之學的「王」字，上下三橫分別代表天、人、地，中間一豎則代表貫穿天人地的精神，於是將天、人、地三者貫穿在一起就稱之為「王」。一位真正的王者不是霸王，就易經的文化哲學定義，每個人都能成為王者，因為王者指的就是貫穿天、人、地精神的人，這是一種文化意義的期許，是人人皆可成就的，而非指你爭我奪的物質利益或權力鬥爭。

　　孟子曰：「舜何人也，禹何人也，有為者亦若是。」在中華文化意義底下，人人皆可成為王者的「王者之學」與「王道文化」。這種期許對於統治者更為重要，因此，中華文化對於國家元首、在位者就以這種期許來做為稱號，謂之「王」。過去在封建時代，在元首前是不被允許也稱自己為王的，因此後來就改稱為「君子」。所謂「君子」就是「群子」，只是字旁少了羊字。

　　「群」指的是有群體感的人，也稱之為君子。君子與英文中的 Gentleman 意涵不同，英文中的 Gentleman 指的是社會階級中的貴族，具有社會階級意識。中華文化的君子指的是有整體感的人，一個活在天地人大我生命中的人。之前提到生命的

鐵三角，現在我再將它延伸到整個家庭：父親代表「天」、母親代表「地」、兄弟姐妹和自己代表「人類全體」，也就是人類整體的代表（請參第 X 頁生命的鐵三角圖）。

因此，透過父親的能量與天重新產生連結，代表生命找到價值、核心與意義；透過母親的能量與地球重新產生連結，代表生命之中所需的一切源源不絕；透過兄弟姐妹的能量與人類整體重新連結，代表處處有人相助、四海皆兄弟。藉由連接天、地、人，在當下可以進入生命的整體感當中，人生也就進入了更大的架構與範疇，讓心量打開到像天地一樣廣闊，並與天地冥合而盛大。

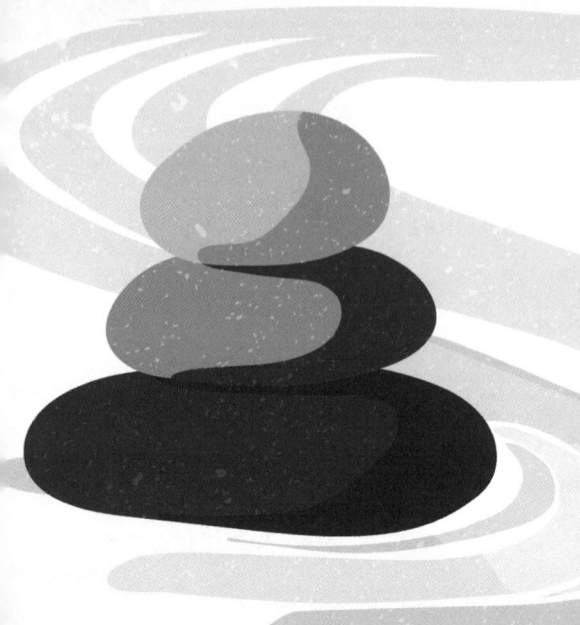

卷六

改變命運
的祕密：
人生動力

命運的形成來自於潛意識裡的設定，而我創造了一套解除設定的方法名為「人生動力」。這套方法是我以多年來鑽研中國文化經典（儒學、易經、老子、四書五經等）打下的深厚基礎，結合我在國內外臨床與治療的豐富經驗，獨創出來的生命成長療法，並且將其設計成為一系列身心靈全方面療癒的課程，透過認識並面對所有痛苦的起源與機制，以解除人生痛苦、不幸與疾病背後的設定，因而突破生活的困境，改變人生的命運。

生命歷程中無形的毒素是思想與情緒的設定，解除這些設定的方法，叫做「人生動力療法」（Emergy Field Reposition Therapy, EFRT）。藉由「人生動力療法」將一生的病痛從容地解開、釋放、解除設定，透過人生動力場的的展現，帶領你領悟自身的生命功課，重新建立家庭、人際關係等愛的序位，進一步解決你在當下的人生課題，啟發你的生命，引領你進入完成感動的大心量與高能量生活中，重拾生命的品質與意義，從而預定一個解脫清新的人生。這套方法已經在歐洲、亞洲與台灣各地實行，讓無數參與者從此法中獲得獨特的生命轉化，重獲新人生。

人生動力的兩種形式：個人動力與團體動力

「人生動力療法」是我以多年在臨床與國外的治療經驗，獨創出來的生命成長療法，更是具備身心靈全方面療癒的方法。一個透過認識並且面對所有痛苦起源與機制，以解除痛苦、不幸與疾病的療法。這個療法分為兩種，一種為「一對一的個人動力引導」，另一種為「團體動力的排列」。

「個人動力」主要在清除個人內在的設定，可以深入地清除頭腦中各種細微的設定。「團體動力」則主要在處理系統性的設定，最常見的就是家族裡或人際關係裡的群體設定。

「團體動力」和「個人動力」這兩種形式的運用，就像是要拆毀一幢廢棄大樓一樣，假設這幢大樓就是頭腦層層疊疊的設定，「團體動力」就像引爆裝置在建築物梁柱上的炸藥，可以將主結構炸毀破壞；而「個人動力」就像是將所有碎石、廢棄物運送出來一樣，兩種方式可以相互配合，將設定徹底摧毀清除，相輔相成。

　　舉例來說，若個案曾經或是經常有自殺的念頭或行為，與人生的挫折或痛苦經歷有關，就可以用個人動力的方式來深入解除自殺設定的起源。但如果在家族前幾代當中，也曾經有家庭成員自殺的例子，卻因為家族視之為祕密而不願再提起或面對，就會形成家族群體能量中的黑洞，並吸引家族後代子孫也同樣有自殺意願，像這類家族動力裡的問題，就可以用團體動力的方式來處理。

　　不過，人生動力通常需要本人參與，但如果現實狀況不允許，也可以透過親屬或有深層連結的人來幫助。以植物人的例子來說，個人動力是不可行的，因為當事人無法行動或言語，但他的家人可以代替他進行團體動力，解除源自於家族動力的癥結與設定，或是家庭成員已經持續個人動力一段時間，進入十分深層的階段，那麼也會間接的影響這位植物人。

曾有個個案，是由太太代替植物人的先生來進行團體動力，而太太本身也已經做了許多次的個人動力，之後他的先生的確也跟著改變了。這位太太問我，究竟是因為她自己個人的動力改變而影響了先生，還是因為代替先生參加團體動力的過程直接改變了她的先生？這個答案我無法確切的回答，但是「透過太太的改變的確也會改變先生」這部分倒是可以肯定的。

　　所以我們個人的受苦，除了用個人動力引導來解除個人深層痛苦的設定之外，也可以用團體動力排列的方法來進行系統性的處理，這種團體排列的處理方式是屬於比較系統性、家族性的，包含公司、任何的組織團體均可。

　　再者，個人引導與團體排列的「人生動力療法」，也可以解決個人生理上的疾病，因為十五個人生課題都會對應到身體的某些器官，例如：肝臟與「不敬自懲」有關；「死亡恐懼」與腎臟、脊椎有關；「心靈債主」則集中在頭、脊椎、背部、肩膀等處，所以都有身體上的對應，因此在治療疾病上，個人或團體人生動力療法也都有間接或直接的效果。所以接受「人生動力療法」且進行到最後的人幾乎是不會生病的，因為有關生病的設定都已經被解除了！而且也很少會有意外發生在他身上，因為意外發生是自己所安排的。所有的痛苦、不幸與疾病，其實都可以透過動力得到解決。

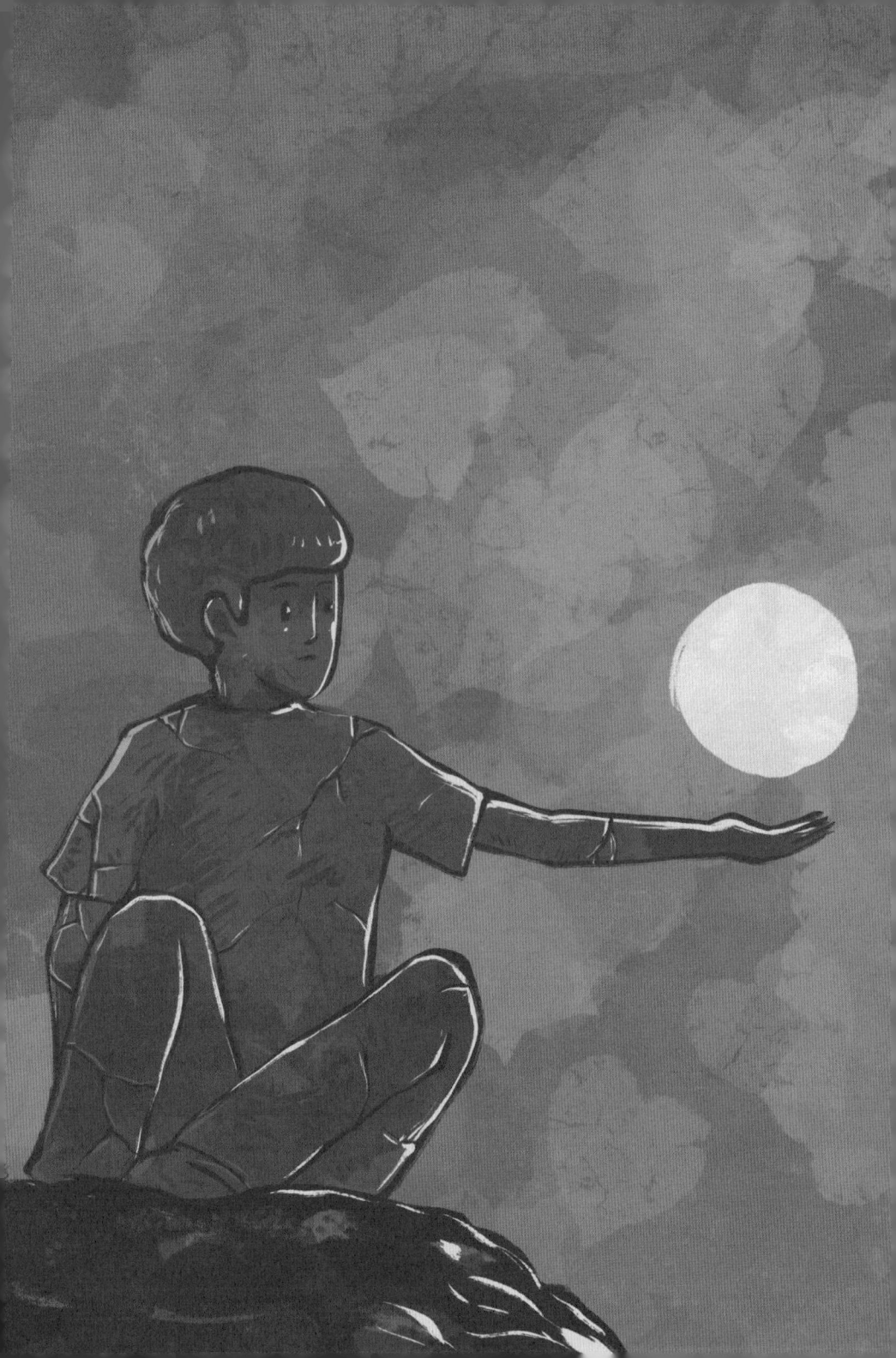

人生動力的四個特性

在創造人生動力這套方法的過程中，我整理出四個很重要的特性，這四個特性也是這套方法之所以可以快速、有效地突破設定的關鍵性因素。

1. 能量場

對於團體動力中能量場的覺察與應用在很早前就有，這是源自於東方修煉體系之貢獻。德國海寧格有一套類似團體動力的方法，他一開始是以現象學與老子思想導入類似能量場的做法，之後才有所謂的「靈魂移動」。而我在一開始做團體動力時，就發現有能量場自動開啟的現象，並且發現動力能量場的能量高低與帶領者之心量與能量的狀態息息相關，也就是與其內在修煉、修養的深度與層次有密切的關係。因此我在培訓我的人生動力師時，也特別注重這一點並加以訓練。

2. 設定

人類因為過去創傷經驗，或是傷害他人的影像而形成的內在銘印，我稱之為「設定」亦可稱之為「業力」。其關鍵原理就是「欲知前世因，今生受者是」。人類所受的痛苦、不幸與疾病就是人曾經對他人做出的傷害，或是在原生家庭中對父母與祖先的忠誠與愛所致。清末民初王鳳儀先生所提出的「信因

果，不怨人」就是人從痛苦中得到放鬆、釋放與療癒的關鍵。

　　有一位憂鬱症患者，不斷地想離開丈夫，她的頭腦解釋是因為婚姻生活很痛苦，巧合的是當她想著要離開先生時，以前的男朋友就剛好會出現，或打電話給她。經過我的團體動力發現，因為她對於離異父母的忠誠，她覺得自己不配有幸福的婚姻；另外還發現當她還在媽媽肚子裡時，媽媽就想要離開父親，而她之後也真的離了婚，去與舊情人復合。這種「胎中的設定」導致案主與媽媽的感受相應，並以為是自己的感受，因此重覆媽媽經歷過的一切。當設定清除之後，大幅改善了她的夫妻關係，還好可以發現與解除了這個設定，否則她的孩子恐怕也會因為盲目忠誠的愛，而重蹈覆轍。

3. 家族中的替代或追隨之行為

　　在人生動力中常見個案替代或是追隨家族成員的痛苦、不幸與疾病的現象，要解除這樣的設定也得由此去切斷這種替代與追隨的行為模式。我發現這種現象是由於人們在前世所累積的業力與這個家族之業力模式相符合，因此，人由感應而投胎到這個家族而成為此家族之成員，並且承接「過去世」之業力的功課，做為人類累世學習中的一段。

我在比利時有一位長了腦水瘤、半身不遂的年輕男性患者，在前一年的個人動力介入之後，順利的完成腦部外科手術，就連外科醫師都對他的復原感到奇蹟；隔年在三階工作坊中，他處理到他與姊姊之間的對立，結果在團體動力中發現，他們各自替代了「過去世」一件謀殺事件中的「兩造」，在解除設定之後，這位個案潸然淚下、感動不已，也因此解開對他姊姊多年的恨意。

　　像這類子孫後代代替父母親與祖先輩受過與贖罪，而導致自己罹患身心疾病的種種理智上無法自覺的心靈現象，經常可以在人生動力中呈現出來。

4. 死亡意願

　　在這麼多年研究人生動力的過程中，對大多數個案尤其是癌症患者，最重要的發現就是「死亡意願」。它就是所有痛苦、不幸與疾病的根源。受苦之人潛意識中想死的意願、衝動與行動深受個案此生摯愛的親人或是愛人之死亡與累世之殺業、殺生等所設定，故須用人生動力深究死亡意願，以徹底地根除死亡意願的設定。

　　我有一位乳癌患者透過團體動力發現與解除了潛藏於內在情緒的真正癌腫瘤，她驚訝地發現，早在發病之前，她就決定

要結束自己的生命，因此一直過著逃避與麻痺的生活。參加團體動力之後，有一次她再回醫院進行例行檢查，醫師認為先前進行化療的人工血管，一年半沒回沖，應該早就堵塞，須用手術取出，不料當針頭插進去的一剎那，鮮血直湧而出，護士驚嘆道：這怎麼可能，最好的情況大約在三個月時就會被堵塞了！這位乳癌患者的身體仍然保持活力的最大原因，是在於她解除了情緒的大地雷，因為她的身心靈得到了整合，阻塞自然去除，使得內在能量流動得到了新的平衡。

人生動力的內容

人生動力的這套方法，我將它設計為一系列系統化的課程，包括「一對一諮詢」、「一對一個人動力排列」、「一日能量圈」、「二日密集班」以及各種「專題工作坊」等，透過「個人動力」與「團體動力」的技巧，以及教導自我身心釋放的活動，從生活中一步步的解除設定，改變命運的限制與困境，最終達到創造自己命運的目標。

「一對一個人動力排列」是運用個人動力技巧，透過個人動力師的引導找出腦中的設定，並釋放過去受創情境中未完整表達的情緒，通常個案結束後會感覺十分輕鬆、自在和喜悅。

「一日能量圈」是體驗人生動力的前導課程，是體驗團體動力的第一步，由團體動力師帶領進入團體動力的能量圈之中，用以初步解除生活中疑難雜症的設定。

進入「二日密集班」，團體動力師會帶領學員逐步進階三個階層，由外而內、由淺入深地進入生命的意義與真相，進而自我了悟並擴大心量，進入大我的一體感動之中。每階工作坊都有其個別的主題，**第一階的主題是「突破困境」**，從自己目前最重大的生命困境開始著手解除初步設定，並由此瞭解何謂自己，找回自己與原生家庭之間的連結。**第二階的主題是「生命課題」**，藉由掃描人生的十五大課題，解除人生的關鍵設定，將生命延展成充滿敬意與愛的整體。最後**第三階的主題是「完整的心」**，帶領你解除家族性的關鍵設定，回歸進入天地人的愛與感動之中，讓心得到完整，重獲幸福、快樂、健康的新人生動力。

除了基礎的一到三階工作坊之外，我還設計了不同的「專題工作坊」針對生活中常見的人生課題，例如：親密關係、親子關係、家庭與族群課題、內外富足、組織動力等，更深入的解除生活各個面向的設定，讓整體生活更加充滿快樂、幸福和健康的動力。

每一場人生動力的呈現，就像是一場靈魂家族的聚會，這個聚會的主題是由每一位參與者活生生的人生故事來組成，藉由各個人生困境的呈現，以及活動中每位學員的參與、看見並感受到困境背後的生命真相，進而相互協助將這個情景解除設定，回歸到原始的一體感與愛之中。每一次這樣的靈魂聚會都是一場場十分動人的愛與分享，一同參與的所有學員，在課程之後也很自然地形成一個靈魂的大家族，在生活上繼續互相鼓勵扶持。

　　人生動力工作坊的重點不在於鼓勵、支持你的人生；人生動力工作坊猶如心靈的外科手術室，迅速地找出你人生中如腫瘤一般的設定，然後切除它。人生動力就是心靈手術，可以摘除大部份心靈與生理的病因，改變你的命運！

人生動力課程規劃與架構

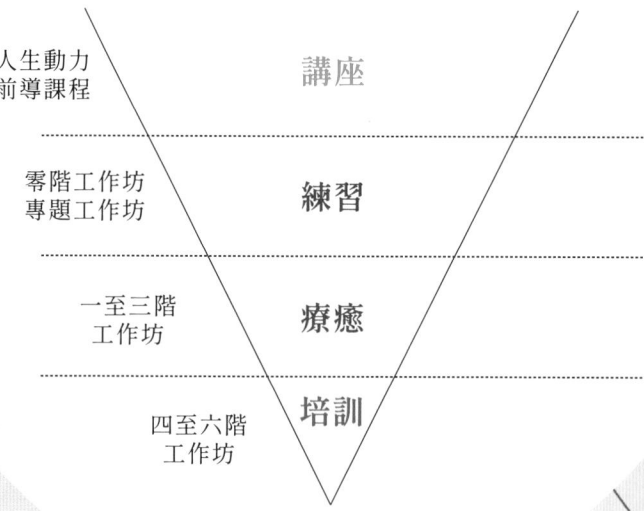

人生動力
前導課程　　　　　講座

零階工作坊
專題工作坊　　　　練習

一至三階
工作坊　　　　　　療癒

四至六階
工作坊　　　　培訓

自我療癒

三階工作坊：完整的心
（個人前世創傷）
二階工作坊：生命課題
（祖先家族問題）
一階工作坊：突破困境
（人生課題、胎中設定）

服務社會

六階工作坊：
組織動力師培訓
五階工作坊：
團體動力師培訓
四階工作坊
個人動力師培訓

態度調整

零階工作坊

· 服務系統建立
　由動力師帶領家庭系統
· 集體練習
　童年療癒、教養問題

態度轉變

專題工作坊

· 專題課程
· 集體練習
　關係問題（親子問題、
　親密、人際關係）
　物質能量（金錢）
　自我探索（內在小孩、
　熱情才能）

零階工作坊

（由人生動力師總督導 黃麗觀帶領）

課程目標

1. 以概念建立、態度調整、療癒練習為主
2. 建立家族關懷系統
3. 建立服務付出模式

課程內容	
課程	1. 人生動力概念之建立 2. 四大信任文 3. 家族與服務系統之建立
練習	a. **打開身心意結** ・能舞　・能量走路　　・亂語 ・說念　・療癒四句話
	正視問題：（王鳳儀法句） ・認不是　・找好處　・信因果　・不怨人
	c. **態度調整：（夏威夷療法）** ・對不起　・請原諒我　・謝謝你　・我愛你
	d. **一體感操練** ・「對不起、請原諒我、謝謝你、我愛你」之進階版
	e. **回歸自心** ・四大信任文

專題工作坊

（由人生動力師總督導　黃麗觀帶領）

課程目標

1. 為進階至各階工作坊作準備

2. 專題（專業）導向

課程內容	
人生課題專題	a. 關係問題：親子關係、親密關係、人際關係……
	b. 物質能量：金錢能量、事業……
	c. 自我探索：內在小孩、熱情才能……
	d. 結合其他專業領域：塔羅、紫微斗數、芳香療法……
	e. 療癒課程：類能量圈（台灣地區以外方可開設）

一階工作坊

（由人生動力師總督導　黃麗觀帶領）

課程目標
1. 自我療癒（修身）
2. 突破困境：人生課題、胎中設定

課程內容	
課程	1. 個案動力排列
	2. 宇宙能量傳遞：我是樂禧感動
	3. 記起自己：四個原始設定

二階工作坊

（由人生動力師總督導　黃麗觀帶領）

課程目標
1. 自我療癒（修身齊家）
2. 深層設定：家族課題
3. 提升眾生能量

課程內容	
課程	1. 個案動力排列
	2. 家族重大事件排列
	3. 療癒七句話
	4. 宇宙能量傳遞：我是樂禧解脫

三階工作坊

（由人生動力師總督導　黃麗觀帶領）

課程目標
1. 自我療癒（修身齊家）
2. 深層設定：前世設定

課程內容	
課 程	1. 個案動力排列
	2. 宇宙能量傳遞：我是樂禧主體

四階工作坊

（由人生動力師總督導　黃麗觀帶領）

	課程目標
	1. 個人動力師培訓
	2. 服務社會（治國）

	課程內容
課程	1. 四個原始設定（記起自己）
	2. 完成六大主題 ・家族功課　　　・家庭成員完整歸位 ・接天地人　　　・人生經歷重覆體驗 ・過去世設定清除　・未來世進入
	3. 樂禧動力靜心教學技巧訓練 ・解開身心意結（能舞、亂語、說念、療癒七句話）
	4. 脈輪靜心
	5. 整合性動力引導技巧
	6. 人生課題法句
	7. 人生動力課題時序
	8. 心靈狀態分期
	9. 能量等級解碼
	10. 相關花草精應用
	11. 三路並行

五階工作坊

（由人生動力師總督導　黃麗觀帶領）

課程目標
1. 團體動力師培訓
2. 服務社會（治國）

	課程內容
課程	1. 團體動力場是一場法會
	2. 團體排列手法
	3. 法句造句原理（三層世界）
	4. 各類課題相關法句
	5. 童年階段體驗重建之應用

六階工作坊

課程目標
組織動力師培訓
（由人生動力創始人　黃鼎殷醫師帶領）

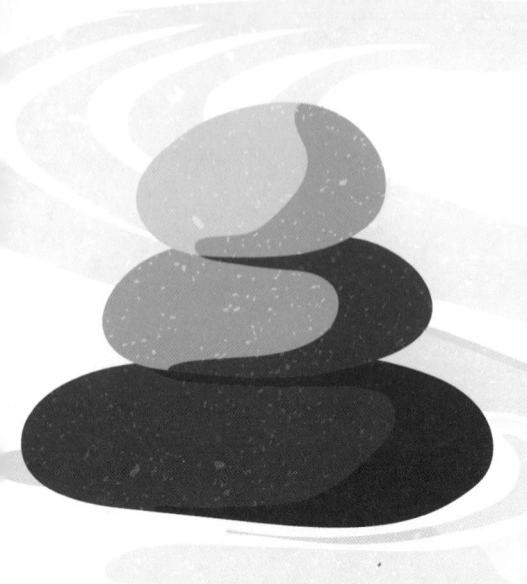

卷七

命運的
改變與創造

改變親密關係
改變親子關係
改變疾病苦痛的命運
創造內外富足的命運
創造自己的命運

改變親密關係

　　愛情的苦不在於誰受傷、誰傷人，而在於愛的表達受了設定的扭曲。令人扼腕的往往是深愛著一個人，卻無法不去傷害他。深入設定，我們再次瞭解，這一切皆是愛的錯誤表達。而這種表達方式，深受我們原生家庭父母相處與表達方式的設定。愛，要能簡單，要能勇敢的、直接的、當下就說。不要怕哭，不要怕軟弱，勇於表達軟弱就已經是勇敢本身。

親密關係的六個階段

　　在我的工作坊中，有不少學員參加的原因是為了親密關係這個課題，大多數的困擾是找不到適合的伴侶、老是找不對人、與現在的伴侶經常爭吵無法解決、已經失去對伴侶的熱情等問題。在親密關係這個課題上，最常見的設定為心碎關係，除此之外，也與死亡恐懼、胎中設定、平衡父母、愚愛替代、不敬自懲的設定機制形成一種延續的現象，或是因為異性父母早亡、親人死亡的設定機制，因而反應在與情人的關係之中。

　　要剖析親密關係這個課題，必須以「戀、愛、性、情、緣、命」這六個階段來說明，且這六個字也需重新定義，因為一般人並不是真正清楚地瞭解這六個字的內涵與意義。舉例來說，常發生未成年的青少年因為有了性行為而懷孕，因此被迫

結婚，就這種情況來說，他們彼此應該是「我性你」，而不是「我愛你」，雙方只因對性的好奇與賀爾蒙的驅使，讓兩個人有了性行為，卻因為社會的觀念而踏入婚姻，對雙方都是一種戕害。

所以說「我性你」、「我愛你」、「我情你」、「我戀你」，其實是不同的。一般人講「我愛你」，事實上不一定是「我愛你」，他可能要講的是「我性你」，「性」在這裡是動詞。有一些老夫老妻，他除了「我愛你」還有「我情你」，情是指愛的累積，因為到了某個年紀不一定是「我性你」的時期。因此先瞭解六個階段的內涵，就不會在親密關係上混淆。

第一階段：戀

「戀」是靈魂的連結，靈魂的連結類似承諾，而承諾本身就是戀的基礎。因為有「性」，在地球上人類分為男女陰陽兩體，並呈現在身體結構上的差異，目的在創造兩體之間相互的吸引力，而戀就是這股吸引力的呈現。

戀的吸引力包含三種力量。第一種力量，是吸引雙方共同完成人生的體驗，以回到一體感之中。第二種力量，來自性的吸引，性的吸引產生於冒險渴望新的領域，也就是說戀來自於人渴望不同面向的人生經驗，人渴望不同陰陽本質的經驗。第

三種力量，是靈魂的承諾跟決定，當雙方看到彼此的眼睛時，就想起曾經許下的承諾跟決定，要在地球上盡可能的一起體驗人生中的一切。

但是戀到後來經常令人痛苦，因為吸引力強烈到了盡頭，就會逐漸衰退。戀一旦產生，也定有消失之時，如同快感一般，快感爬得越高越快，開始消退時，失落感就會越強烈。

第二階段：愛

「愛」之為一切的本質，愛一開始就沒有對象，如果愛有對象時，那可能是情、可能是戀、可能是性，但不是愛，因為愛不局限於任何一個形體、對象之中。愛是空性，愛是一切，愛是你的頭髮、你的眼睛、你的鼻子甚至是你的排泄物；愛是一切現象背後的本質。

愛無法被定義，愛無法完整的被描述，愛也無法談論，愛只能在二個脈絡下來體驗它。第一個脈絡就是實踐自我成長、情份累積的路，第二個脈絡就是在當下，放下你的自我、你的對象、你的對立，從二元回歸到一元，當從二元的對立回到一體感的狀態時，就會體會到什麼是愛。

第一條路在傳統中華文化中稱為「漸修」，第二條路用禪

宗的用語來解釋稱為「頓悟」，兩者都是體會愛的方法。莊子云：「道在尿溺中」。道就是一切的本質，道就是愛。

第三階段：性

指的是本「性」，代表一個人的本質。在此本質指的就是父母的精卵所結合出來的受精卵，因為沒有一個人不是透過性行為而誕生的。性之為人的本質，人類卻無法很開明、很開朗的去談論它，原因是人類還無法接受自己的本質，而且當接觸到性的本質時，它所爆發出來的力量，是會令人懼怕的。

因為性具有強大的力量，因此性在人類歷史上受到了很多箝制、壓抑、罪惡化、骯髒化、奴役化，以滿足威權社會在政治、宗教、經濟等各方面對普羅大眾的控制慾望。其實性很自然、很簡單，它是我們的來源、下一代的起點、我們的本質和本性，這個世界原本就是由陰陽兩個能量的結合、和諧和消長所演變出來的，因此慾界眾生被設計成兩種不同結構的身體，在一種動態中體驗、取得和諧，而回到人的本質。

第四階段：情

「情」的定義是指兩人彼此以一體感動對待彼此，其中「感動的累積」。當情累積到一定的份量之後就變成「情份」。二個人的情份可能隨著時間累積而加深，但是時間久，

情份不一定就深，有些人交往時間短，但情份還是很深，這點是與戀相異的。

進入感動而後完成感動這條「情」的路，所帶來的滿足和強度遠遠穩定、強大於戀，因為進入了一體之感、一體之情，因為感動的累積會讓心愈來愈炙熱，於是有了熱情，更常在感動中實踐感動、進入感動而完成感動。當人的熱度會愈來愈熱，這份熱情便會感染周遭的所有人，熱情再繼續累積成為無對象的熱情，那就是「愛」。

第五階段：緣

「緣」就是：這世界只有巧合，沒有偶然。看似隨機，卻必有奧秘完美的安排，如同我所寫的「四大信任文」中最後一句：「我今生起大信任，信任事事皆有奧秘完美之安排」。緣又名「因緣」，因緣就是無一不依靠其它的存在而被成就，也就是萬事萬物都無法獨立而存在。

感情之間的緣事實上與戀有很大的關係，它可能是設定、業力，也可能是性的或心理的設定，但都是巧合，都是一種人生經歷的過程。與戀相同，有此緣生必有此緣滅，佛家云：「此有故彼有，此生故彼生；此無故彼無，此滅故彼滅。」一切的事物，從宇宙到人生，沒有一樣是永恆不滅的，又云：

「生滅滅已，寂滅為樂。」當生滅緣盡，就回歸到愛跟情、回到感動之中，所以說寂滅為樂，寂滅就是超越或穿越因緣的生滅變化，回到情的主軸或愛之為本質的不生不滅的存在裡，寂滅為樂。

所以，緣即是生滅、生死的原理，也就是人生必經生老病死的過程，在生滅的自然現象裡，自然有宇宙安排的意涵在其中，所以是巧合而非偶然。

第六階段：命

「命」是一切皆有奧秘完美的安排，命是來到人世間要走的人生藍圖，又稱為「命定」，所以命可以算的出來，可以用紫微、八字、占星等算出命運的安排。而命的藍圖就是要帶領我們透過體驗人生的所有經歷，而回到一體感之中。

人生或長或短、或富或貧，而它特別安排給親密關係的劇碼，就是去體會戀、愛、性、情、緣的人生歷程，也就是命。在人生中體會「戀」，為何結合、為何分開，為何吸引力那麼強，失落感也是那麼強；體會「愛」竟然是一切的本質；在每個當下，處處體會「情」，體會人生實踐感心的累積；體會「性」，原始的創造力量與其殊勝、偉大，以及社會的誤解、壓抑與形成的控制。所有過程綜合起來就構成了「命」。

但是命，這個人生藍圖是可以透過人生動力改變的，透過解除設定、完整體驗累世歷程缺漏的體驗，把壓抑的情緒轉變成敬意、愛與一體感。因為命要顯現的是內在精神的鍛鍊，在各種不同的人生條件裡，透過不同角度、不同面向經驗內在精神的完整，最後淬鍊成生命的「精神」，創造人生的動力。

改變親子關係

在我的臨床的經驗中，父母對於孩子最常擔心的問題有幾個：如何與孩子溝通？如何教育孩子？孩子怎樣才算是有問題？孩子是否發展遲緩、太過動或太自閉？孩子為何容易分心？孩子經常感冒、過敏、生病怎麼辦？……

你的孩子沒有問題

如果想改善孩子的問題或親子間的關係，第一步先要想想究竟是誰有問題，是孩子還是父母本身？百分之三十無法治療的疾病有八、九成與情緒有關，因此要找到孩子問題的根源，首先必須認清孩子情緒的來源，不加諸父母本身的問題在孩子身上，並且重視身體疾病與情緒之間的關係。

其實孩子大部分的情緒都是為了幫助父母表達他們內在的情緒，孩子的疾病通常也來自於父母親的影響，因此如果父母

有勇氣面對自己的問題，相對的，孩子的問題也會少一點。父母想瞭解孩子，首先必須先從瞭解自己開始；看到孩子的苦，先要改變自己的苦。當父母的內在處境好的時候，孩子自然也會跟著好起來。孩子的問題是給父母的警訊，因此父母要從自己開始，解除設定，就能夠幫助孩子。

如果是身體相關的疾病問題，我的建議是少打疫苗、生病時不亂吃藥、不壓抑症狀，包括發燒、感冒等症狀，然後一定要改變飲食習慣，並且尊重身體的智慧。這部分可以參考我的另一本著作：《你的身體是全世界最好的醫院》，書內會有更詳盡的說明。

改變疾病苦痛的命運

人生動力這套方法除了協助生活、心理、情緒的問題，也可以協助解決生理方面的問題，接受人生動力且解除大部分設定的人是很少生病的，因為有關人生受苦、生病的設定已經解除，而且也鮮少發生意外，因為人生的境遇是由自己所安排的，無須痛苦、不幸或疾病來提醒自己還須改變，因此人生也會活的快樂而健康。

在處理個案的過程中，我發現十五個人生課題也會對應到身體的器官與部位，例如：不敬自懲與肝臟相關，死亡恐懼與腎臟、脊椎相關，心靈債主的負面能量則集中在頭、脊椎、背部、肩膀等身體部位。設定或情緒會對應在身體上，相對地，身體的症狀也是在反應情緒的設定之處，因此人生動力對於疾病的治療也有間接或直接的益處。

疾病是我們的靈魂迫使我們過新人生的手段，而回應疾病最好的方式，就是從靈性的瞭解下手，從而改變我們的人生。

生命是一個旅程，它的起點與終點在何處？靈魂不死，只是人生是一段有身體的旅程，身體是渡舟，也是宇宙的縮影，而通往每一個宇宙中有形與無形的空間。此生，指的是靈魂於身體上的起點；死亡，指的是靈魂於身體上的終點。沒有終點就沒有起點，沒有死就沒有生。方死方生，它如同這個世界中的陰陽法則運作，也如同日夜、吸呼、寒熱……等之辨證與互動，譜出無窮而多變的生活。

創造內外富足的命運

如果想要健康的人生，就必須每天花時間鍛練身體、注意飲食、注意情緒。如果想要富足的人生，也必須要投資時間，

改變自己的習慣，持續不斷的操練。所以內外富足工作坊教導的實踐和練習方法，也需要透過每天定期的操練，以提高個人的富足能量，就像許多真正富有的人一樣，不只是坐擁金錢，同時也要粹練內在的精神力與外在的能力。

　　一般人為了生存而恐懼貧窮，但是越恐懼就越貧窮，就像越恐懼失去愛，就越容易會失去愛。恐懼其實也就是意志力、毅力和克服問題的堅持力，例如我們要克服一件事就需要靠毅力和意志力，如果無法貫徹，就會形成內在的恐懼；但是如果能勇敢地面對事件，意志力、毅力、堅持力和持續力就會湧現，也就是說恐懼是有益於生存的，但假使無法面對恐懼，恐懼就只是恐懼，而無法轉化成為積極的動力，於是只能在貧窮、疾病、憂鬱等的低能量狀態間徘徊。

　　要創造內外富足的人生，必須具有以下的各項特質：獨立思考、行動無畏、金錢管理、堅持到底、慷慨分享、建立品牌、成功行銷、無私奉獻。

獨立思考

　　所有金錢遊戲中，最笨的就是別人做什麼，你就跟著做什麼。其實你要做的應該是去思考別人的作法依據為何，而不是一味盲從，這是獨立思考的第一的要點。第二要點，獨立思考

更重要的意義是要解除設定、打破舊有的觀念，因為解除設定以後，思考就不會被限制，也不會陷於恐懼和悲傷等的情緒，才能真正的獨立思考。第三要點，為別人的思考就是獨立的思考，為自己的思考就是不獨立的思考，因為為自己的思考通常是來自內在的恐懼；為別人的思考，通常是為了感動或分享，這就是關鍵的不同之處。有設定之下的行動就是為自己，就是人我分隔；有感動之下的行動就是為眾人，就是人我一體。

行動無畏

無論如何都能有充沛的行動力，並且行動之後絕對堅持到底。有個中國古代的故事就是最佳的例子：有兩個和尚，一個很有錢，每天過著舒服的日子，另一個很窮，每天除了念經之外，還得到外面去化緣，日子過得非常辛苦。有一天這位窮和尚問富和尚要不要跟他一起去西天取經。富和尚就問窮和尚說：「西天的路途那麼遙遠，你要怎麼去呢？」窮和尚說：「我什麼都沒有，但只要有一個缽、一個水瓶和兩條腿就夠了。」富和尚聽到之後，哈哈大笑地說：「這幾年，一直想買一輛馬車、四匹駿馬到西天取經，卻都未能成行，你又如何能到達西天呢？要去，你就自己去吧！」三年後，窮和尚從西天順利取經回來，還帶了一本佛經送給富和尚。富和尚知道了以後，既慚愧又感動！

沒有人永遠沒有恐懼，但一定總是可以行動，不需要事事完美、萬事俱全，行動最重要的是有意願去行動。而且即使行動中有人阻礙、潑冷水、扯後腿，都不要害怕，只要從感動出發、出於感動就堅持到底。人生本來就是一場華麗的冒險，行動吧！

金錢管理

金錢管理的關鍵就是數字管理，第一個方法就是記帳，每一分錢都要記帳。第二個方法是要擁有四個以上的帳戶，四個帳戶分別是：佈施、儲蓄、投資和日常花費，一有收入就馬上按照一定比例存入四個帳戶之中，至少百分之十。金錢的管理要養成習慣、堅持到底，習慣一旦養成，金錢就會越來越富足，即使目前沒有太多的金錢，也要堅持按照比例分配金錢到四個帳戶中，並且貫徹執行。投資的部分若要成功，就必須要在感動中多佈施，這是不變的宇宙定律，就業力管理法則來說，你想要擁有什麼，就必須要先付出什麼。例如說：想要有錢，就先要幫助沒有錢的人；想要有好的姻緣，就先幫助孤獨的人……以此類推。如果收入多的話，可以加上第五個帳戶，享樂，因為想要享樂，才會有賺錢的動力。

堅持到底

要達到內外富足最主要是精神力的操練，在困境中必須堅

持到底，如果無法堅持到底、克服困難的話，那麼在其他事情上也會遭受同樣挫敗。如果能多解除設定，那麼要堅持到底就不是難事，甚至能找到克服困難的辦法。

因為如果設定太多，所遇到的困境也會一直無法改變，即使千挑萬選都還是會挑到同樣的處境，縱使原來是不同的處境，最後也會因為你的設定而改變成為同樣的困境。只是抱怨而不願改變，無論是工作、感情、金錢……，過不了這一關也同樣過不了下一關。

慷慨分享

無論擁有物質或感動，無論在何處遇到誰，任何時間你都可以與他人分享。一個富有的人要學習的是水的品德，也就是「上善若水」，也就是不斷利益他人的行為。水就是「利」，商人的特質就是不斷的給予水，無論到何處都在建立利益的互通有無，與人建立良好的關係，才會因此富有。因此只要有好的東西就要分享，並變成習慣。與人分享沒有局限，並持續地慷慨分享，建立關係之後，會發現自己的熱情和才能與人共鳴之處，於是可以建立自己的核心競爭力，核心競爭力就會帶來金錢的能量。打開心胸，接受所有一切人事物，就會提昇內外富足的能量。

建立品牌

　　建立品牌是指建立自己的核心競爭力與傳達給人的訊息，因此塑造自己的品牌。每個人都有屬於自己的核心競爭力，核心競爭力就是由熱情和才能所組成的，熱情的定義就是百做不厭，而且遇到困難時能轉換為挑戰且帶著興奮的心情去迎接挑戰；才能指的是做某件事總是事半功倍，這就是才能所在。自己的熱情和才能能引起共鳴就能建立自己的核心價值。如果品牌還能帶來實際的效用並且被擴散，那麼就進入到下一步的成功行銷。

成功行銷

　　行銷的第一個重點是分享，也就是具備慷慨分享的習慣，而且分享沒有界線，並分享讓人感興趣的話題。另一個重點是在創造衝動之前的夢，並且要把它詳細描繪出來，除了描繪以外，還要讓對方體驗來吸引對方。要塑造吸引人的夢，就必須自己先有夢想，找出自己的熱情和才能，充分發揮並塑造出自己的人生夢想，因此當你與人分享你的夢想時，就是在分享你的感動，因為自己有了感動，就可以將感動感染給其他人。

無私奉獻

　　無私奉獻就是無論金錢、人力、時間都不計報酬的付出，無論是當義工、捐款、組織服務隊震災……，可以選擇與自己

事業相關的慈善活動，例如：經營的是製衣廠，就可以提供免費的衣服給需要的人；如果能幫他人創業，自己的事業也會很穩定。這種方式會讓你體會到賺錢更有意義、更有價值，而會想賺更多的金錢。每個人內在都有個金庫，內在金錢能量高，必定是願意與人分享，這是很重要的關鍵。無私奉獻的意思就是真的很願意去幫助需要幫助的人，而能夠分享的不一定只是金錢而已。

成為真正富有的人

要成為真正富有的人，要走一條人生生涯內外在都富足的路。中國的經典——《易經》，就是周文王對於人生的詮釋；易經的六卦，就代表人生六個階段。易經分為上卦和下卦，下卦三爻是指人生的前階段，也就是是充實自己；上卦三爻是指人生的後階段，也就是服務社會。人生的六個階段由內而外，就是修身、齊家、治國、平天下。

下卦三爻，也就是指充實自己的三個階段。

第一階段，解除設定。個人生涯的基礎就是解除設定，才能進入感動、完成感動。先找到你的感動，就能找到熱情。**第二階段，累積實踐心得，保持每一刻進入感動。**

第三階段，完成個人的願力。如果個人生涯沒有往企業或組織運作的話，個人生涯到了充實自己的最高峰，就是完成個人的願力，個人的熱情與才能凝聚成特有的獨特性，所散發出的光和熱就是對這個世界的貢獻。上卦三爻，談的是服務社會，也就是有關企業或組織的領導，就是齊家、治國、平天下。因此，能走這條內外在富足的路，能實踐自我並服務社會，你就是世界的首富。

創造自己的命運

人生所經歷的一切就像是一部電影，頭腦就是導演，導演找來演員、場景、道具等將「設定」這套劇本拍成一部名為「命運」的影片。透過人生動力解除頭腦的設定，即是將一部悲歡離合、恩怨情仇的悲劇，改編成為一部充滿愛與感動的幸福喜劇，並可為他人帶來生命的省思與轉化，進而共同成長、歡笑，體驗生命。

體驗生命本身

人生本就是來體驗生命本身的，而生命之道就是完整的體驗自己的生命，這是人生最重要的事。也許為人父、為人母、為人子、為人友、為人學生、為人老闆、為人員工……重點都不在於自己的角色或稱謂，而是在體驗生命的每一個當下。在

每個當下放下頭腦，用心無畏地面對恐懼，進入當下的感動，並完成感動，那麼每一刻皆會成為黃金般的片刻，每一刻就像一個個音符連續地譜成一部動人的交響樂章。

完成感動的悅樂

我從事自然醫學多年，有人告訴我說他覺得我很辛苦，我說：「不，我覺得我很幸福、很幸運，因為我一天當中至少有八個小時充滿熱情與感動。」在我完成工作之時，內在自然而然會有種快樂湧現，這就是「完成感動」之後的喜悅。當進入感動、與感動融合時所產生的快樂，就是所謂的「法喜」。因為將感動中無形的價值透過身體與工作實踐出來，將之顯化於人間，就創造了具有你獨特能量的振動與精神。

就像今人可以透過詩詞、繪畫、藝術與古人神交，因為今人得以進入了古人的內在精神世界。中庸裡的「君子無入而不自得」，就是指君子無論身處任何境地，都能進入感動而完成感動，因此無時無刻都能享受完成感動之時的悅樂。

快樂的三種層次

一般人常說的快樂，依據所持續的時間來做分類，可分為三種層次。第一種層次是慾望的滿足。這種快樂的特性是容易麻木，而且持續的時間很短暫，因為這只是一種快感，例如：

購物、吃美食、開快車、飲酒作樂……，快感通常很快就會消退，因此經常要不斷地重複才能保持，但是相對地也會有很多副作用，例如上癮、花太多錢，疲累感……等。

第二種層次是自我的實現，也就是結合熱情和才能所造就的成就感。當你打開心、讓心流動時，感受這個世界，你會發掘自己的傾向以及特別的興趣，例如音樂、繪畫、寫作、數學……，無論它是否為你的工作，不論別人怎麼看你，堅持的完成自己的熱情與才能，你都會感到快樂，而且維持的比快感更久，因為它是一種滿足、圓滿的感覺。

第三種層次是無私的奉獻。人生是來體驗生命本身的，而生命的主軸是活出自我的感動、熱情和熱愛，除了活出自己、實踐自己，更重要的是願意與他人無私的分享，為他人無私的奉獻，而無私的奉獻可以帶來內心十分巨大的快樂和滿足感。

創造自己的命運

能夠解除設定、改變命運，順著感動之流，完成當下感動之事，發掘生命真正的熱情，並且無私的分享給世界，這才是真正的自由人；一個完全自由的人，才擁有真正的快樂，才能真正的熱愛生命，於是擁有創造自己命運的無窮力量。

這股內在圓滿、悅樂的創造力會像磁場一樣感染給週遭的人，這就是感動的擴大。當這股感動之流慢慢地擴大、影響到更廣的範圍，自然地影響更大的群眾集體意識，因此一同得到轉化，就像石頭丟進湖中，湖面所產生的漣漪一樣，這漣漪其實就是儒家經典「大學」所闡明的：「格物、致知、誠意、正心、修身、齊家、治國、平天下」。

　　人生動力這套方法所要改變的不僅只是你個人的命運，而是希望藉由每一位學員的改變、成長與轉化，得天下之太平而後已。

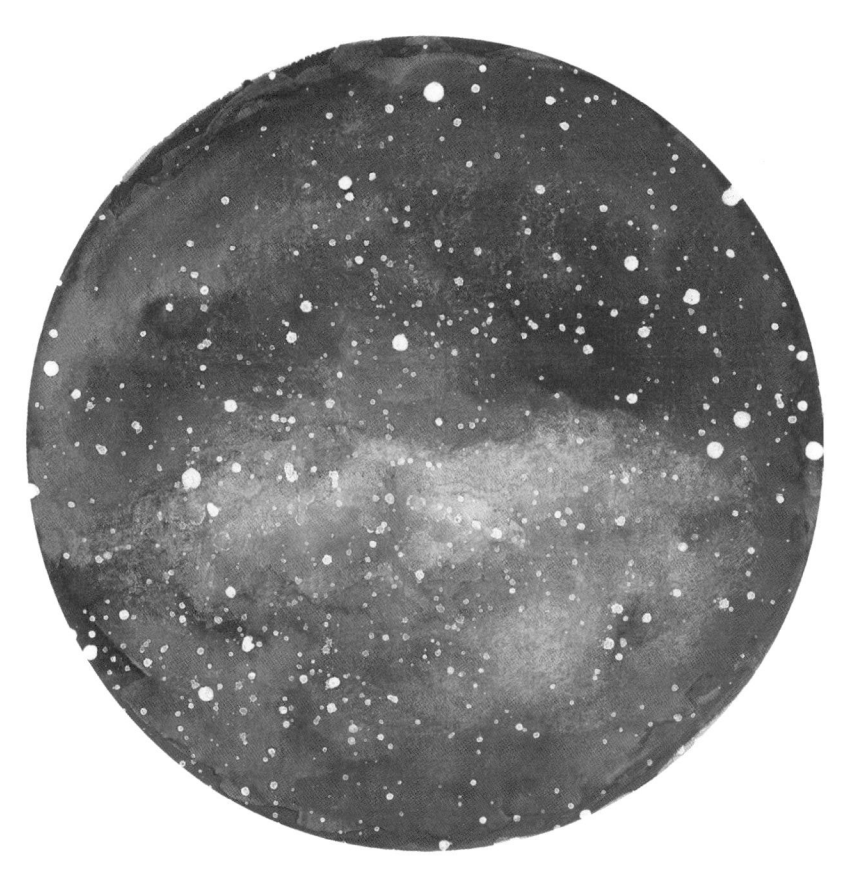

人生動力所追求的核心工作，
是找出隱含的致病模式，並放棄舊有的執著與設定。
「人生動力療法」不是理論，
而是實際的生活方式。

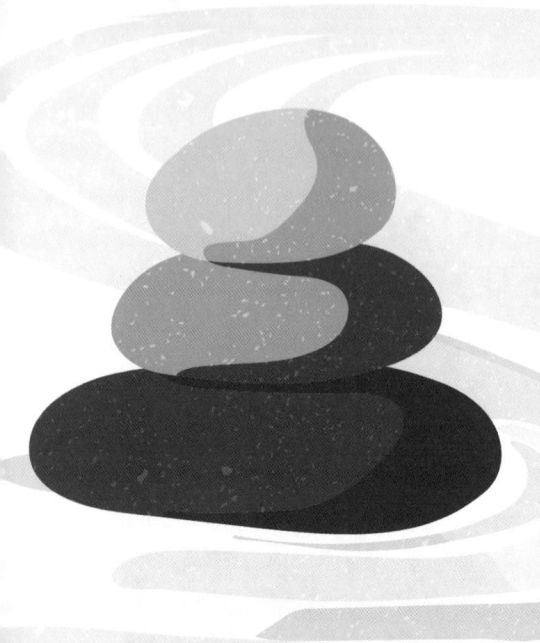

卷八

自我療癒的
八個簡易法

力量呼吸

能量舞蹈（能舞）

亂語

說念

靜坐

「五行法」

食療

能量走路

對絕大多數的人來說，只要實踐本篇的八項自癒行動，就能逐漸釋放過去累積在體內的「情緒毒」，使身心都能獲得健康和平衡；然而有些情緒，不僅很難自己處理、克服，甚至是我們自己無法發現的，例如太強烈的驚恐、來自胎中的設定等，這時候，我們就必須借助專業的協助，才能找出使我們生命失衡的根本原因，進而正確得面對它、處理它。

　　也因此，我特別研發了「人生動力療法」，它是我結合東方古老禪哲智慧與西方的海寧格家族系統治療，以及在歐洲與台灣多年的臨床經驗，所獨創出來的生命成長療法。這個療法，可帶領你發掘出任何疾病、痛苦、不幸的源頭，包括沿自胎中、童年、父母、家族中的設定，然後運用深層放鬆且保持自由意識的引導方式，如法句、能量圈、團體排列等，將所有的痛苦、不幸、疾病，從容地解開、釋放、解除，使你重新回到生活的感動中，並領悟自身的生命功課，進而重新建立家庭、人際關係等的愛的秩序。

　　長期累積壓抑情緒，是許多疾病形成的原因，然而，情緒本身其實並不是壞東西；我常說：「情緒其實是一項生命的禮物，能帶給我們人生的動力。」因為唯有經歷這些情緒，並且從這些情緒走出來，我們也就能從中獲得豐富生命的寶貴經驗，使生命隨之成長與改變；例如曾與花心的人交往、承受被

劈腿與分手的憤怒與悲傷，但只要能正確處理好這樣的情緒，等你再遇到一個懂得專心愛著你的人時，也就能更懂得珍惜。所以說，情緒可以是傷害身體的毒素，但也可以是使生命成長的養分，關鍵是：你怎麼處理！

自我療癒方法 1

力 量 呼 吸

呼吸是維持人類生命的重要機能。人只要不呼吸,幾分鐘內就會昏迷,甚至導致死亡。每個人從出生就能自然而然的呼吸無須刻意,正因如此,呼吸的力量長久以來被大多數人所忽略;其實只要有技巧的運用呼吸方式,讓積壓的情緒透過大口吐氣的方式排放,這個動作還可活化我們的肺機能,使身體末梢循環更通暢!

進行時間:全程進行 10 分鐘。

Step 1	席地而坐,膝蓋彎曲,以雙手環抱大腿,讓胸部貼在大腿上。
Step 2	將下巴輕放在大腿上,然後快速的用鼻子吸氣、嘴巴吐氣,並持續反覆吸氣、吐氣的動作。
	這個練習對自律神經失調的人來說,很容易發麻,所以如果你做到全身發麻,可以先躺平等麻感消失,然後再起來繼續練習。

222

自我療癒方法 2

能量舞蹈（能舞）

大多時候，我們忙著事業、親情、愛情，忙著讓自己的注意力轉移到其他更在意的事情上，因而忽略了自己。長時間下來，對身體的關注與敏感度因此降低。想要恢復身體的敏感度，能量舞蹈是效果很好的方法之一。它是一種簡單的氣功，可讓人快速感覺身體「氣」的流動；它也是全身性均衡的運動，能運動到身體的每個關節、每寸肌肉，包括脊椎。而透過能量舞蹈，還能有效促進身體的微循環、讓身體發汗，將體內的重金屬物質透過汗水排出；同時鍛鍊注意力在身體的每一個部位，對提升身體的敏感度有很大的幫助。

進行時間：全程進行 20 分鐘，一天一次。

Step 1	雙腳張開與肩膀同寬，雙手放在髖關節上。
Step 2	接著以腰為中心點，慢慢地繞旋：繞旋時只要轉動腰關節，下半身的髖、膝、踝就會全部跟著轉動起來。
Step 3	當下半身的關節動起來後，開始將手加進來：首先繞旋雙手的腕關節，接著繞旋肘關節、肩關節，將它們全部轉動起來。

（續下頁）

<table>
<tr><td>Step
4</td><td>接著頸關節也跟著加入轉動：此時容易頭暈的人，可以將雙眼微微閉起，並且放慢速度，但如果仍會頭暈，可直接跳過這個步驟。</td></tr>
<tr><td>Step
5</td><td>當頸部也轉動起來後，把注意力放在胸部，接著轉動胸骨。胸骨位於兩乳之間、有一塊骨頭的地方（在繞旋頸關節時，會感覺這個部位也跟著轉動）；很多人第一次做的時候不容易轉動，如果真的不行，就直接跳過，不要勉強。</td></tr>
<tr><td>Dr.
小叮嚀</td><td>繞旋每一個關節時，需掌握：周圓要大、要圓，動作要慢的三「要」原則。當全身關節都可以轉動後，要將注意力放在這九個關節（腕關節、肘關節、肩關節、頸關節、胸關節、腰椎關節、髖關節、膝關節、踝關節）上，如果有任何一個關節忘記轉動，就要回到最初的腰關節，重新來過。
練習結束後，最好躺下、坐著或站著，靜靜感受九大關節傳達的感覺。</td></tr>
</table>

 能量舞蹈教學及影片介紹

自我療癒方法 3

亂語

亂語的「語」其實並不是語言，而是無意義發出聲音的運動，能讓你暫時脫離語言的思考層次，將內在被壓抑的情緒以聲音抒發出來，是一種高度宣洩情緒的技巧。有些人因為心理的念頭太多、太常壓抑，或習慣什麼情緒都往心裡放，久而久之變得不習慣表達，常常有口難言、胸口悶、容易生氣，或心情低落卻找不出原因，這種時候只要透過亂語的方式，就能幫助你打開心門，將壓在心中的情緒亂石清理出來，心情就會變得舒暢。

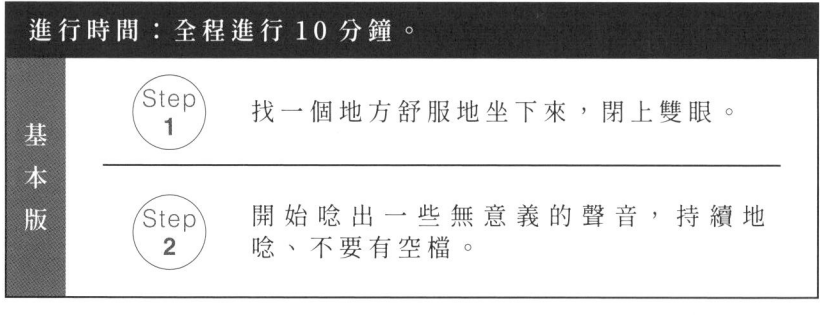

進行時間：全程進行 10 分鐘。		
基本版	Step 1	找一個地方舒服地坐下來，閉上雙眼。
	Step 2	開始唸出一些無意義的聲音，持續地唸、不要有空檔。

（續下頁）

	Step 1	立正站好，以「基本版」的方式進行亂語，同時把雙手高高舉起，接著用力向下甩。
進階版	Step 2	手往下甩的同時，腰和膝蓋要跟著彎曲，過程中嘴巴的亂語必須持續，不可有空檔。
	Step 3	持續亂語，並重複 1 與 2 的動作。

Dr. 小叮嚀	亂語的重點在於「無意義的聲音」，例如會說國語的不要說國語，會說台語的不要說台語，只要你會的語言就不能說，也不能持咒。 進行亂語時，發出的聲音不可停止，否則會導致情緒的宣洩就會中斷或無法更深入。 進行亂語時，音量要大到自己能夠聽清楚，如聽不見，就表示音量太小囉！

 亂語介紹及影片教學

自我療癒方法 4

說 念

因過於理性、害怕犯錯，使我們變得無法面對自己的真心，而沒有說出口的話，就會留在腦袋裡不停的轉，成為情緒和壓力的來源，特別是有脾胃問題的人，這種狀況往往更加明顯。因此藉由說念「不要想、不要停」的技巧，把腦袋裡沒有說出來的話或想法隨意的講出來，像倒垃圾一樣，把腦袋裡的垃圾清除同時壓力與情緒也就跟著宣洩出去了。

		進行時間：全程進行 10 分鐘。
基本版	Step 1	找一個地方舒服地坐下來，閉上雙眼。
	Step 2	開始說出腦袋中的想法或感覺，想到什麼就說什麼，重複也沒關係，只要不停地說就好。
進階版	Step 1	找一個地方舒服地坐下來，閉上雙眼，把想要說話的對象觀想出來。
	Step 2	把想說的話對他說出來，想到什麼就說什麼，一樣只要不停地說就好。

（續下頁）

說念就像把心裡的垃圾倒出來，所以想到什麼就說什麼，如果沒有新的想法，重複講相同的想法也可以。

說的時候句子不可中斷，不然情緒的宣洩就會中斷或無法更深入。

說大家都懂的語言，所以要小聲，自己聽見即可。

 說念介紹及影片教學

自我療癒方法 5

靜 坐

靜坐的好處很多，能幫助你集中注意力、放鬆心情、緩和情緒，讓心思回復平靜，尤其在身體僵硬無法放鬆、坐立難安、思緒紛飛時，靜坐的效果最好。不過，我建議的靜坐法，並非指一般的禪坐，而是「只要靜靜的坐著」就好，這種方式雖然簡單，但不要小看它，它可是能幫你進入禪坐的基本功夫喔。

進行時間：全程進行 10 分鐘。

Step 1 — 坐著，將脊椎挺直，什麼都不要想。

Step 2 — 把注意力集中在身體的九大關節，去感受身體的感覺。有任何感覺：無論是快樂的，或是痛苦的，都以平常心看待，既不逃避，也不陷入。

Dr. 小叮嚀 — 靜坐時不一定要盤腿而坐，也可以坐在椅子上，重點是脊椎一定要挺直。如果因身體問題、脊椎無法挺直，可以拿墊子或毛巾把臀部墊高。
靜坐的時候如果思緒紛飛，無法將注意力放在身體的九大關節時，可以搭配說念技巧進行。

自我療癒方法 6

「五行法」

常運用力量呼吸、能量舞蹈、亂語、說念、靜坐等方法，可以有效地卡在內心深處的負面情緒慢慢清理出去，但光清理是不夠的；不妨思考一下，這些累積在體內作怪的情緒垃圾，是怎麼變成垃圾山的？是因為這些垃圾沒有被妥善清理掉，我們又不斷增加新垃圾的緣故吧！所以我們在清除體內情緒垃圾的同時，還必須找出造成垃圾的根源，這樣才有辦法減少垃圾的產生。

你可能會說：「這太難了！我們沒有辦法控制每天會發生的事，討厭的人事物就是這麼多！」確實，世界並不全然是美好的，我們的生活也不總是一帆風順，想要時時刻刻心平氣和，當然不可能。但想減少情緒垃圾的累積，與我們周遭的人事物並沒有絕對的關係，因為情緒不過是我們對外界事物所產生的內心反應，而關鍵取決於我們的心；如生活在西藏、尼泊爾等物資缺乏地區的人，不一定比較不快樂，而生活在紐約、巴黎等物資豐富地區的人，也未必比較快樂。

因此情緒垃圾的產量與我們的「心」有關，這個「心」是指心性、個性：也就是一個人的稟性、氣質和思想；因為每個

人的心性不同，所以同一件事，每個人的感覺、看法也會不同，可能你很喜歡的，他卻剛好很討厭，而他覺得無所謂的，你卻很在意。不過，也有以前會讓你覺得很生氣的事，現在遇到了卻覺得沒什麼（或剛好相反）。這種狀況是後天的學習與經驗，改變了人的心性的原故。

所以，要避免情緒打結，最根本的方式就是從調整心性著手。雖然每個人的個性都有盲點，而自己的問題自己往往看不到，但只要仔細觀察身體的症狀，其實是可以找出心結所在；相對地，只要掌握自己的個性特質，就不難找出情緒容易糾結的原因，再由心轉念、讓情緒沒有機會出現。

然而，我們要如何才能做到呢？最簡單又最有效果的辦法，就是以中國五行為基礎的問性治病法（又稱為五行講病法）；這個方法，就是將人的稟性、氣質分成木、火、土、金、水五種基本型，每種類型又各有陰陽之分，其中有利於社會適應的為陽（正面），反之為陰（負面）。稟性呈現陰面的人，由於社會適應不良、人際關係不好，所以情緒就容易糾結，使對應的經絡臟腑阻塞、失調而導致疾病，因此必須撥陰反陽、由心轉念，將個人性格中不利於社會適應的陰面，**翻轉**為有利於群體生活的陽面，否則光只是宣洩原本糾結的情緒，其實仍是緩不濟急的。

進行時間：全程進行 10 分鐘。

 Step 1　找症狀：運用右圖，找出出現症狀或疾病的身體部位。

Step 2　找五行：運用右圖，依問題部位推判不適所屬的五行。

Step 3　找解法：運用右圖，找出調整心性、撥陰反陽的精神重點。

七情、五臟、五行關係圖

七情對應五臟，而五臟又對應五行，彼此相生、相剋

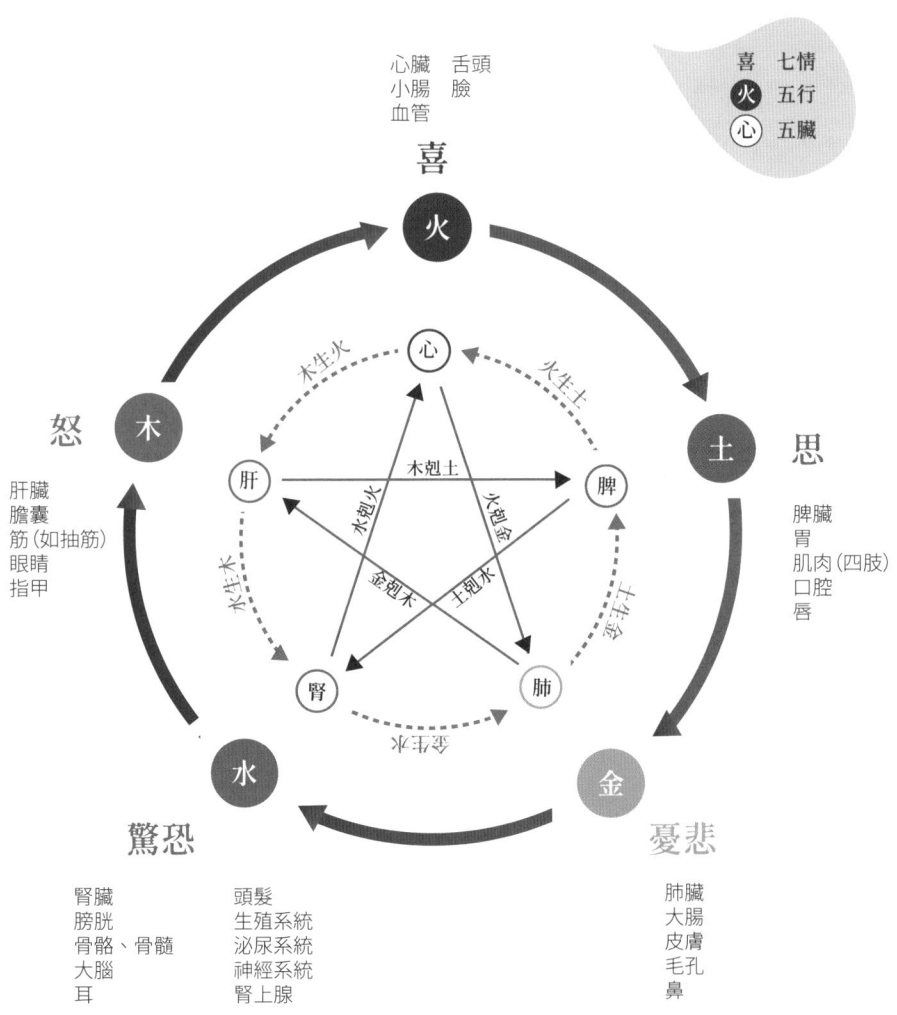

心臟　舌頭
小腸　臉
血管

喜　七情
火　五行
心　五臟

喜
火

怒
木

思
土

驚恐
水

憂悲
金

肝臟
膽囊
筋（如抽筋）
眼睛
指甲

脾臟
胃
肌肉（四肢）
口腔
唇

腎臟　頭髮
膀胱　生殖系統
骨骼、骨髓　泌尿系統
大腦　神經系統
耳　腎上腺

肺臟
大腸
皮膚
毛孔
鼻

自我療癒方法 7

食 療

　　飲食對健康至關重要，吃錯食物、身體無法獲得需要的營養，自然就會生病。然而，所謂的吃錯食物，並不僅僅是指食材的品質而已，因為每個人的身體狀況不同，需要的東西也不一樣，所以就算食材的品質很好，但你一直拼命吃自己身體不需要甚至不適合的食物，而身體真正需要的卻始終還是沒有獲得，這樣的飲食對健康非但沒有幫助，甚至還可能有害！

　　身為醫師，我很清楚要健康，營養絕對是首要關鍵！然而在臨床上，我卻發現國外許多著名的食療法，一旦應用在華人身上，效果便不如預期，甚至還可能「倒退嚕」。抱持著這樣的疑問，因此我從十多年前開始，不斷地嘗試與修正各種食療法，並在融合各家所長與我多年的行醫經驗後，歸納出一套新的能量飲食療法，這個食療法最大的特點，就是教大家「找出體質、吃對食材」，只要根據自己體質，吃對身體需要的食物，自然就能提高身體的自癒力，九十九％的症狀自己會好，比依賴藥物更有效（請參考《你的體質，這樣吃就對了》）。

自我療癒方法 8

能 量 走 路

　　能量走路的當下可以讓我們察覺身體及心理的感受，開啟
明白心念的基礎。即使在嘈雜的環境中，隨時都可以練習能量
走路，幫助自己在日常生活中保持念念明瞭。

　　走的時候每一個動作都要非常地慢，很清楚的感覺每一個
動作的進行，一步一步，全靠知覺，感受腳離開地面，提起
來，緩緩向前推進，慢慢地放下接觸地面，每個動作都非常清
楚，心就會寧靜下來、安定下來。能量走路，就是對心念做覺
察明白的動作，在生活中覺察我們的念頭，知覺腳的移動，走
路的步伐，知覺這個行，清清楚楚的知道自己在走，慢慢緩緩
的走，越走腦筋越清明，雜念越少，心念合一。

進行時間：全程進行 10 分鐘或更久。
Step 1　脫鞋襪，接地氣。
Step 2　跨步時腳跟先著地。
Step 3　同方向繞行。

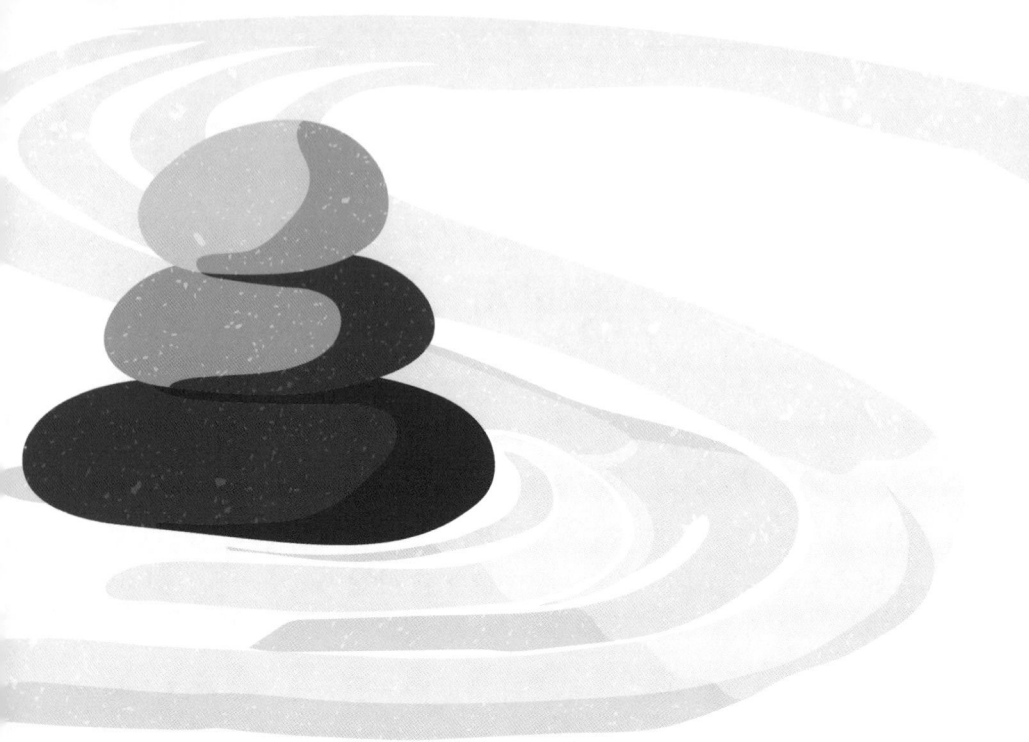

人生動力療法
Q&A

Q1：怎麼樣的人需要人生動力？

A： 人生、生活上有痛苦、不幸跟疾病者；無法突破困境者；對自我成長有需求者。生活中的事業、金錢、感情、家庭、健康……有痛苦、不幸與疾病的時候，都可透過人生動力療法面對與處理。

Q2：什麼是人生動力療法？

A： 人生動力療法是我結合多年臨床經驗、動力系統排列（俗稱家族星座）、佛陀的內觀、戴尼提，針對個人更深入的體質、情緒、性格問題，所發展出來的創新療法，藉由深層放鬆且保持自由意識的簡單療程，它就如電腦掃毒一樣，將生命中有害有毒的頭腦中的病毒程式（稱之為「設定」）掃除，解除你一直無法克服的障礙，有效解決人生課題。

Q3：「人生動力」療法當中提到「設定」是什麼？

A： 設定的定義，就是人生中的疾病、痛苦、不幸等各種創傷的一個情境，加上情境裡面的情緒。簡而言之，所謂的「設定」，指的是頭腦的設定，不管你是否意識到它，它是一直以語言、聲音、文字、圖像等各種形式存在著，未曾消失。

$Q4$：人生動力跟坊間的成長課程有什麼不同？

A： 這個問題可分作八個部分解讀。

1. **設定**：未完成的「情境」與「情緒」就是「設定」。而會讓你在生活中覺得痛苦、不幸跟疾病背後的因素也是「設定」。人類因為過去創傷經驗，或是傷害他人的影像而形成的內在銘印，稱之為「設定」。人類所受的痛苦、不幸與疾病就是人曾經對他人做出的傷害，或是在原生家庭中對父母與祖先的忠誠與愛所致。

2. **法句**：幫助個案解除「設定」，經歷「情緒」與「情境」且具備療癒及真相的句子。

3. **能量場**：我很早就察覺並開始應用團體動力中能量場，這是源自於東方修煉體系之貢獻。在一開始做團體動力時，就發現有能量場自動開啟的現象，並且發現動力能量場的能量高低與帶領者之心量與能量的狀態息息相關，也就是與其內在修煉、修養的深度與層次有密切的關係。

4. **人生課題**：我將多年來的臨床經驗歸納分類，整理出人類共同的十五個人生課題。如果掌握這些人生課題，就可以判斷設定產生的時間點和事件類型，於是可以精確地回到當時的情境解除設定。這點類似中西醫的診斷學，可以診斷問題的根源；也類似電腦系統中的病毒掃瞄程式，然後人生動力可以像是掃毒程式一樣，找出並解除頭腦的中毒程式。

5. **生命鐵三角**：以儒家天地人（父、母、子女）的完整為基礎，加上四至七法句，幫助解除「設定」回到一體感。

6. **死亡意願**：我在研究多年人生動力的過程中，在大多數個案，尤其是癌症患者身上，最重要的發現就是「死亡意願」。它就是所有痛苦、不幸與疾病的根源。受苦之人潛意識中向死的意願、衝動與行動深受個案此生摯愛的親人；或是愛人之死亡與累世之殺業、殺生等等所設定，故須用人生動力深究死亡意願，以徹底地根除死亡意願的設定。

7. **家族中的替代或追隨行為**：在人生動力中常見個案替代或是追隨家族中的成員之痛苦、不幸與疾病的現象，要解除這樣的設定也得由此去切斷這種替代與追隨之行為模式。我發現這種現象是由於人們在過去世所累積的業力與這個家族之業力模式相符合，因此，人由感應而投胎到這個家族而成為此家族之成員，並且承接過去世之業力功課，做為人類累世學習中的一段。

8. **以文化為基礎**：人生動力療法的基礎，是我結合恩師王鎮華老師所傳下的王道文化，以及個人多年的修煉吸收之後，所呈現的以修身、齊家、治國的文化教育系統。

Q5：人生動力療法當中提到人生的十五個課題，是甚麼？

A：第 1 個課題「死亡恐懼」：怕死背後，是對生命的熱愛。

第 2 個課題「胎中設定」：胎中設定的創傷，來自母子連心。

第 3 個課題「靈魂伴侶」：感謝靈魂夥伴的愛與傷。

第 4 個課題「同胞多胎」：在愛裡告別，圓滿靈魂的缺口。

第 5 個課題「平衡父母」：平衡父母內在壓抑的一切。

第 6 個課題「愚愛替代」：尊重父母選擇的命運。

第 7 個課題「親子錯位」：把位置還給父母。

第 8 個課題「不敬自懲」：走出父母的生命模式。

第 9 個課題「無限眷戀」：走出執迷的情愛眷戀。

第 10 個課題「心碎關係」：分手的痛與放不下。

第 11 個課題「物慾上癮」：購物填補不斷裂欲望只會帶來麻木。

第 12 個課題「親人死亡」：我會做好事來紀念你以精神延續取代肉體連結。

第 13 個課題「地球之旅」：靈魂最深的約定，要活一起活、要死一起死。

第 14 個課題「心靈債主」：人心是最公正的法院。

第 15 個課題「回歸一體」：開始跟結束，往往會是同一個點。

Q6：人生動力療法如何解除「人生的十五個課題」中的設定？

A：人生動力療法是需要透過上課或專業引導的方式進行，目前有「一日能量圈」、「二日密集班」的團體課程及「一對一個人諮詢」、「一對一個人動力排列」服務。團體動力引導師或個人動力引導師可以幫助個案找出自己的問題（也就是設定）是歸屬於哪個人生課題，快速進入設定，植入當時的處境，並且迅速將之解除。

Q7：人生動力療法與海寧格的排列有何不同？

A：1. 人生動力療法有「個人引導」與「團體排列」兩種方式，與海寧格排列類似的是團體排列，但是人生動力團體排列的排列方式與海寧格不同且人生動力團體排列有解除「設定」的部分。

2. **切入點不同**：海寧格是從西方文化切入，我則是以東方文化修煉切入。而「人生動力」療法很早就應用「業力」的觀念，而且很成功的應用業力的觀念來解除所謂的設定，對於人生動力療法的定義，業力就等於設定。

3. **能量場發現**：關於「能量場」的體驗，海寧格發現南非祖魯族的巫醫以排列為一種療癒，加上他本身心理劇的訓練，還有家族療法等本身的背景，他開始做排列。但海寧格先生排列的方式，是一種西方文化的系統跟結構，切入法強調結構、系統、次序，到後期靈魂的移動，就比較東方了。

   「人生動力」療法一開始在排列的時候，對於「能量場」就有體驗。我在儒釋道的修煉已有一段時間，所以能快速將創傷的情境（指設定）呈現在團體動力場域，而形成的能量場，有時會看到黑洞，或是比較亮的一個存在體，團體動力引導師會主動地把這些能量場上的代表帶到這些黑洞或是能量體上，讓原本沒有辦法被呈現的情境，快速的重現，並將情境裡面的情緒完整被經歷。

4. **心量能量修煉**：在人生動力引導師的培訓課程中，參與培訓的引導師必須先做心量跟能量的修煉，方能取得資格加入自助助人的行列。

Q8：清理情緒毒素：什麼是個人動力排列？

A：個人動力排列為隱私的方式，引導師為個案進行時會帶領個案，讓個案自己開始可以看到深層的問題所在，並藉由引導師所引導的法句，讓個案體驗到每個問題背後的核心意義，療癒過程直接且深入，引領著個案看見自己內在的本心，而問題往往就在那不可思議之中獲得了解決。

Q9：人生動力可以為大家在生活上帶來什麼樣的改變？

A：人生中的痛苦、不幸跟疾病，事實上很類似電腦程式，是可以被解除的。也就是說我們不需要透過現實中的受苦來解除。人生中很多的偏差，包含很多的疾病，還有不幸，甚至包含「你可能會出車禍」這種「未來可能會發生的事」的擔憂，都可以被解除。因為我們可以在你的意識裡面抓取這部分的「設定」，進而解除它，因此在生活的應用上是很廣，而且很徹底的。

Q10：若我選擇人生動力療法，須花多久時間來解除我生活中的痛苦、不幸與疾病？

A：生活中多少都會有問題與無法面對的困境或情緒，要面對或逃避決定權也都在自己，「好」與「不好」的定義很主觀，所以建議可以用一年的時間，透過「一對一個人動力」、「一日能量圈」與「二日密集班」團體排列，將人生中較大的設定解除。每人的狀態不同，建議持之以恆，以一年的時間改變你的人生。

Q11：我要以什麼心態認識人生動力療法？

A：這是一個新時代的方法，而且是一個成效非常強而有力的療法。只是我們過去受科學觀的影響，對於看不見的東西，大部分存有懷疑，甚至排斥，這樣的懷疑跟排斥只會讓你對於接受這樣強而有力，而且有效的療法產生障礙。如果你願意用心接受人生動力療法，願意用直覺，而不是只用分析、理性的看法來參與人生動力，那人生動力療法將可以帶給你很大的幫助。

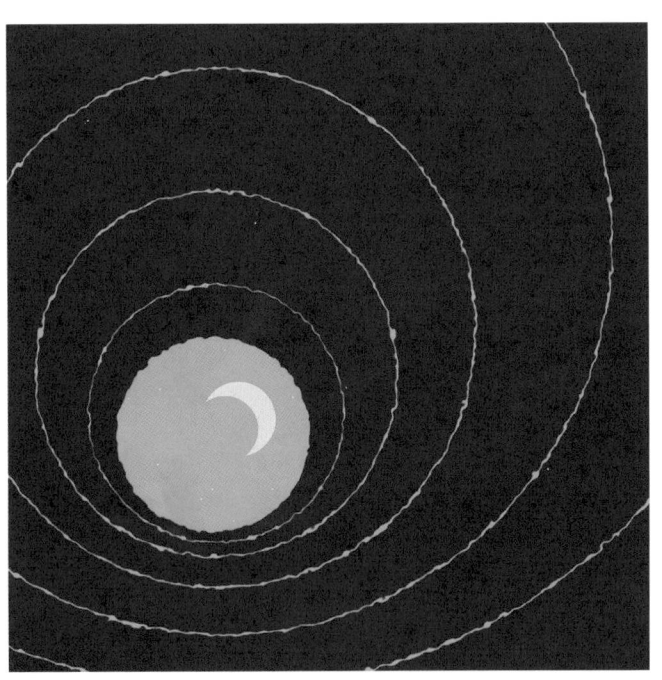

跋

生活中的感動俯拾皆是，只是我們的勇氣常常不夠
因為我們不知道我們之必然死亡
在死亡之前，一切我們放不下的都顯的虛假不實

在偉大的死亡之前
放下自我所固執的一切

才發現在這一刻
我在了
就好

這就是一份單純

單純之中就有感動
於是順著感動之流
完成它
不斷地在每一刻完成它

我們就能看見這個偉大的設計
成為人
為樂於成為一個人
在地球上
單純而感動地活著

人生動力療法相關字義

死亡意願

死亡意願源自於個人的生存處境已經崩毀的時候,造成個人失去生存的意義。例如,如果某人的父親對此人而言代表了他的生存處境的幾乎全部,那麼如果此人的父親死亡,這個人就容易有跟隨死亡的意願。這個死亡的意願意謂著個人的靈魂面臨著一個抉擇:跟隨舊的生存處境而消失,或是朝向一個更大的生存處境而邁進,例如,整個人類的生存處境,而為著有益於這個更大的生存處境而活下去。如果這個人可以接受父親的死亡,並且以為著更大的存在而活,並且將這份意義與其父親分享,那麼個人就可以繼續地生活下去。

設定

這所謂的設定,指的是頭腦的設定,簡而言之,不管你是否有意識到它,它是一直以語言、聲音、文字、圖像等各種形式存在著,未曾消失,因此造成我們內在的詮釋系統,對於外在的發生總是以與設定有關的創傷反應來回應它。

能量

前於物質的無形力量,如水力、風力或電力。即物理學中的能量,Energy。

能量場

每個空間的無形力量所形成的場域,以及描述此能量所能影響的範圍。

學員分享／不可思議的能量場

要真正瞭解什麼是人生動力，真的是非去上課親身體會不可。

第一次上人生動力「二日密集班」時，我上場做代表，不是代表家庭成員的角色，而是被代表案主的「皮膚病」，上場前還覺得好神奇哦，「皮膚病」也可以派個代表上場。那是我第一次體會到何謂「能量場」。

一上場時，就突然覺得雙腳變得好沈重，身體不自由主的，好像背著千斤重的東西，雙腳就是無法像平時般走路。我這個「皮膚病」的代表，排到最後階段還突然有情緒湧上來，突然感到很憤怒，很生氣案主從來看都不看我一眼，忍不住走到她面前罵她。

我平時是很理性很壓抑自己的人，在能量場上，直覺突然變得敏銳起來，很清楚的意識到自己想躺下還是站在那個位置，很清晰的感覺到自己的情緒和身體的反應，對我來說，是一個很特別的經驗。然後發現，這個影響也會滲透在我自己的生活中，讓我比以前更接近自己的直覺。

後來做多了幾次不同的代表，我也發現，我被別人選做的代表，都跟自己內在的課題有相應共鳴的部分（有一些是我知道的，一些是我不斷在逃避的，那些課題，都一一的透過做這些代表，來到我的面前），透過我的身體和感覺，傳達訊息給自己。這也是我上二日密集班其中最大的收穫之一。

例如做這個「皮膚病」的代表，讓我再經歷一次「不被看見／不被聽見／存在被忽略」的感覺，這的確曾經是我的生命裡經常浮現的又不知如何面對的課題，上過排列之後，才驚訝的發現原來它背後隱藏這如此激烈的憤怒。

之前讀過不少關於疾病是一種身體的訊息之類的資訊，這一次不再只是字面上的認識，而是透過我身體和感受去領會，帶來更深刻的影響。

人生動力排列也讓我第一次從能量的層面去體驗死亡。參加排列，如果是第一次去代表亡者，心裡或許會有點抗拒，可是你嘗試過一次後，相

信我吧，你之後會經常忍不住舉手自願當亡者的代表，你會很樂意一次又一次去「死」。

我代表過的亡者，已經數不清了，記得有在出生時死去的孿生兒、難產中死去的母親、跳樓自殺的女子、心臟病發死去充滿怨恨的婦人、被媽媽透過人工流產打掉的胎兒等等。

其中印象很深刻的代表了一個被媽媽遺棄的、身體有殘疾的小女孩。當我代表那位小女孩時，我躺在地上，那個代表我媽媽的不斷撫摸我的頭髮，我感受到這個女孩的憤怒和不解。

那個代表媽媽的，不斷在哭、不斷在向女孩道歉，說愛她、很愛很愛她。小女孩凝視媽媽的眼睛，很奇怪的，當聽到媽媽表示深深的懊悔，苦苦哀求被原諒時，我感覺到我代表的那個小女孩的心也漸漸柔軟下來了，看著媽媽的眼睛和淚水，再次感覺到媽媽溫暖的愛，回到了死亡中的那片安詳和寧靜。

透過排列，也把亡者送到光裡。身為亡者代表，每次被送去光裡時，都感覺到死亡的莊嚴，寧靜和安詳，那是超越語言的，更深廣的次元裡的體會。

在「二日密集班」上代表過這些亡者之後，除了不再那麼害怕死亡，也改變了我對加害者和受害者之間的看法，原來無論你是受害者還是加害者，雙方到最後都必須達到和解，靈魂才會得到解脫，帶來安息。

波動與粒子二象性

波或波動是擾動或物理信息在空間上傳播的一種物理現象。擾動的形式是任意的。波的傳播速度總是有限的。除了電磁波和引力波能夠在真空中傳播外，大部分波只能在介質中傳播。

簡單的說就是光的本身有時具有粒子的特性，有時具有波動的特性，由於光同時具有波動與粒子等雙重特性，我們稱其為波粒二象性。愛因斯坦在一九〇五年提「光的波粒二象性」，認為光既是波動，也是粒子。

花草精

花草精是以順勢醫學與花精原理所製造的製劑，而花草精的設名是為了方便民眾瞭解。花草精除了延續順勢醫學的傳統之外，更進一步將中草藥順勢醫學化，也就是民眾再也不須經過燉煎，也不必忍受刺鼻的藥味或是重金屬的疑慮就可以享受中草藥五千年傳統的功效。

一體感

在小我的狀態裡，個體透過成為（之前小我在沒有感動之下遭受惡行對待與傷害的對象）來重新回到一體感之中。例如，某甲曾經以刀傷害某乙，而某甲在此行為之後的某一刻也成為了被刀所傷害的人來體會某乙的感受與經歷。在所謂的大我的狀態裡，大我意謂著人我一體，此時有一種同在一個盛大的感動之流中的流動，這也是一體感的呈現。

三位一體

父母子為生命之共同體，真正的自己就必須包含父母與自己所形成的結構三位一體。在透過父親與天的連結而通天；透過母親與地球的連結而通地；透過兄弟姊妹與人類的連結而通人際。這三個接通，使人可以進入天人地完整的感動，進入一體感。而這也就是「自己」的定義。

樂禧靜心

黃鼎殷醫師結合多年臨床經驗和心理療法，設計出樂禧靜心，這套簡單、直接、深入的身心靈運動，藉由每次各種不同活動的體驗，將壓抑的真心一次一次獲得紓解釋放，內心的困惑頓時也找到了方向。

人生動力療法

「人生動力療法」是由黃鼎殷醫師獨創，全球第一個以宇宙能量場作為重建「愛的秩序」之療法，結合東方古老禪哲智慧與西方的海寧格家族星座治

療，加上在歐洲與台灣多年的臨床經驗，提出人生十五大課題，透過不同的課題，使用不同的法句，讓真理呈現，進而自樹一派的獨特生命課程。

「個人動力引導」針對個人更深入的體質、情緒、性格問題，發展出來的創新療法，藉由深層放鬆且保持自由意識的簡單療程，它就如電腦掃毒一樣，將生命中有害有毒的頭腦中的病毒程式掃除，解除你一直無法克服的障礙，有效的解決人生課題。

「團體排列」透過人生動力場的展現，你將領悟自身的生命功課，進而重新建立家庭、人際關係等的愛的秩序，藉由團體工作坊的進行，將一生的痛苦、不幸、疾病從容地解開、釋放、解除設定，從而進入生活的感動中，提升生活的品質，預定一個解脫清新的人生。

序位

人事物在天然動力場上的定位。例如父親的定位，兒子的定位……這些定位意謂著人若身處於正確的定位之中，愛與能量的流動就會正常與豐沛。如果序位錯了，就會有失序的現象而造成痛苦、不幸與疾病。

修格連氏症

Sjogren Syndrome，一種自體免疫的疾病。

感動

感動一詞常在日常中使用。黃鼎殷醫師在描述一體感之時，特別喜愛以感動來描述它。他也常將感動拆解成：當下一體感的流動。在感動之中沒有對象，人我之別；也無念、無相與無住。這是黃鼎殷醫師教人在日常生活中進入一體感的下手處。

空性

佛教術語。指世間萬物都是由因緣合和而成，隨著因緣的變化而生滅，因此

任何事物都沒有所謂的「絕對本質」。也作「性空」、「空」。

複演
複演指的是重複在自己身上演出與父母相同的痛苦、不幸與疾病的劇碼。

內觀
Vipassana，最早在兩千五百多年前由釋迦牟尼佛所發現並傳授。內觀的意思是「洞察事物究竟的實相」，透過對自身內在的實相觀察，將專注力有系統依序地集中在觀照身體上的感受，從而體驗身心運作過程持續不斷交接所造成的相互影響，身心兩者密切互相關聯。藉著觀察、探索自我的模式深入身心共同的根源，將所有不淨雜染消融，達到平穩、安定、和諧，內心充滿著愛與慈悲。

台灣目前內觀的方法是葛印卡老師所傳授，他是印度裔人士，在緬甸出生成長。當他在緬甸時開始跟著烏巴慶長者學習內觀，之後他移居印度並在一九六九年開始傳授內觀法。自一九八二年，由於學習人數十分眾多，於是葛印卡老師開始委任助理老師協助指導課程，並在全世界廣布學習中心。

原生家庭
指的是每個人出生的血緣父母與個人所組成的家庭，有時亦有兄弟姊妹。如果有一些個案它們的血緣父母因為各種原因並沒有組成家庭，此時我們仍會稱此個人的父母為原生父母，或是親生父母。相較於非原生家庭，就是對於個案而言，生長的家庭的父母一方以上非為血緣的父母。

黃鼎殷醫師

關於黃鼎殷醫師

新的醫療方式

公益行腳

出版品／影音

人生動力學苑 FB

讀書會

公益活動

個人動力

團體動力排列

人生動力學苑 LINE@

解除人生痛苦、不幸與疾病的療癒歷程，

都在這裡問答、交流與分享

養生要學，抗癌更要學！ 0基礎也循序漸進學會

抗癌與養生的20堂課，
融合中西醫與氣功的功法

郭林新氣功

—— 人走出去，氣進得來！ ——

◎5大主功、5大導引完整收錄
◎20堂課循序漸進，養生抗癌一生受用
◎功法教學搭配影片QRCode連結，隨看隨練、易懂易學

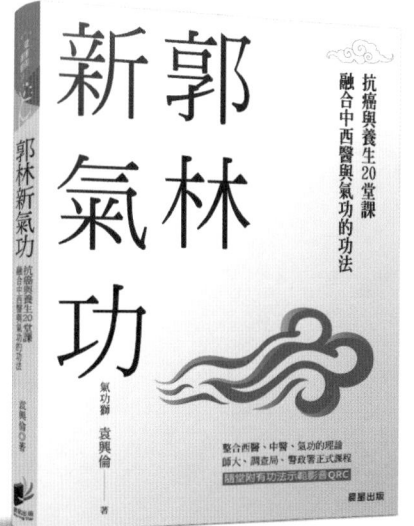

90%學員睡眠品質提升
80%學員食慾提升

氣功獅袁興倫教授郭林新氣功二十餘年，傳授五大主功習練關鍵，每天步步勤練功，增加身體細胞含氧量，消除癌細胞適合生長的缺氧環境，健康自然來！

這本書，獻給每個在醫療路上徬徨的你

在這千瘡百孔的世界
我願與你同行

長庚小兒科名醫林思偕 寫給生命的暖心情書

他曾走過死亡之蔭，
這才明白疾病中，愛與撫慰的姿態，
並以溫柔筆觸記錄形形色色的醫病故事。

看透人間無常，更懂得醫病之間當溫柔以待。行醫路上笑中帶淚，努力不懈只為抓住那雲隙中偶然探出的一煦溫光。

三十年行醫路，看似曲折卻溫光處處。林思偕醫師以時而感性，時而詼諧的文字，記錄每段獨一無二、笑中帶淚的生命旅程。

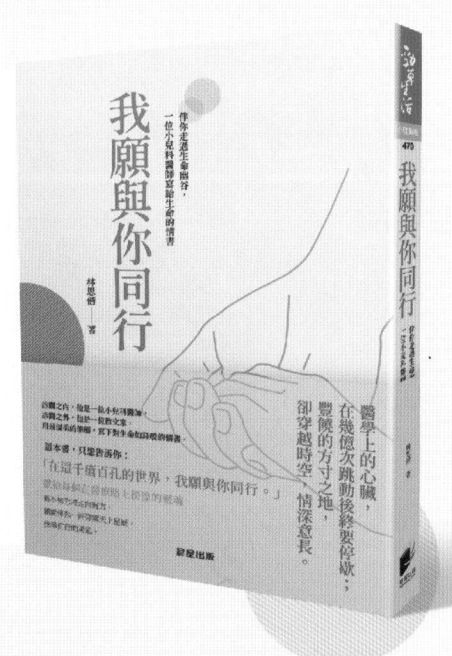

國家圖書館出版品預行編目資料

人生動力療法：解除悲傷、憤怒、愚愛及恐懼枷鎖，領悟
靈魂及生命的15則課題 / 黃鼎殷◎著.——初版.——台中
市：晨星，2020.04
　　面；公分.——（勁草叢書；462）

　　ISBN 978-986-443-994-2（平裝）

　　1.心靈療法　　2.身心關係

418.98　　　　　　　　　　　　　　　　109003468

勁草叢書 462

人生動力療法

解除悲傷、憤怒、愚愛及恐懼枷鎖，
領悟靈魂及生命的15則課題！

作者	黃鼎殷、黃麗觀
主編	莊雅琦
執行編輯	林莛蓁
封面設計	王　穎
美術設計	王　穎

創辦人	陳銘民
發行所	晨星出版有限公司 台中市407工業區30路1號 TEL：04-23595820 FAX：04-23550581 行政院新聞局局版台業字第2500號
法律顧問	陳思成律師
初版	西元2020年4月23日

歡迎掃描 QR CODE
填線上回函

總經銷	知己圖書股份有限公司 106台北市大安區辛亥路一段30號9樓 TEL：02-23672044 / 23672047 FAX：02-23635741 407台中市西屯區工業三十路1號1樓 TEL：04-23595819 FAX：04-23595493 E-mail：service@morningstar.com.tw 網路書店 http://www.morningstar.com.tw
讀者服務專線	04-23595819#230
郵政劃撥	15060393（知己圖書股份有限公司）
印刷	上好印刷股份有限公司

定價 350 元
ISBN　978-986-443-994-2

（缺頁或破損的書，請寄回更換）
版權所有，翻印必究